改訂版

サプリメント
マイスター®検定

公式テキスト

内閣府認可
一般財団法人 職業技能振興会 監修

NPO法人
日本健康食品科学アカデミー 著

日本能率協会マネジメントセンター

本書の内容に関するお問い合わせについて

平素は日本能率協会マネジメントセンターの書籍をご利用いただき、ありがとうございます。
弊社では、皆様からのお問い合わせへ適切に対応させていただくため、以下①～④のように
ご案内いたしております。

①お問い合わせ前のご案内について

現在刊行している書籍において、すでに判明して
いる追加・訂正情報を、弊社の下記 Web サイトでご
案内しておりますのでご確認ください。

https://www.jmam.co.jp/pub/additional/

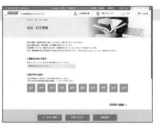

②ご質問いただく方法について

①をご覧いただきましても解決しなかった場合に
は、お手数ですが弊社 Web サイトの「お問い合わ
せフォーム」をご利用ください。ご利用の際はメール
アドレスが必要となります。

https://www.jmam.co.jp/inquiry/form.php

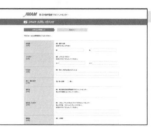

なお、インターネットをご利用ではない場合は、郵便にて下記の宛先までお問い合わせ
ください。電話、FAX でのご質問はお受けいたしておりません。
〈住所〉 〒 103-6009　東京都中央区日本橋 2-7-1　東京日本橋タワー 9F
〈宛先〉 ㈱日本能率協会マネジメントセンター　出版事業本部　出版部

③回答について

回答は、ご質問いただいた方法によってご返事申し上げます。ご質問の内容によっては
弊社での検証や、さらに外部へ問い合わせることがございますので、その場合にはお時
間をいただきます。

④ご質問の内容について

おそれいりますが、本書の内容に無関係あるいは内容を超えた事柄、お尋ねの際に記
述箇所を特定されないもの、読者固有の環境に起因する問題などのご質問にはお答えでき
ません。資格・検定そのものや試験制度等に関する情報は、各運営団体へお問い合わせ
ください。
また、著者・出版社のいずれも、本書のご利用に対して何らかの保証をするものではなく、
本書をお使いの結果について責任を負いかねます。予めご了承ください。

はじめに

　NPO法人日本健康食品科学アカデミー協力のもと、『サプリメントマイスター』の資格認定を2014年に始めて6年半経過した中で、この度検定公式テキストの改訂版が出版されることとなりました。この間多くの方々のご支持を得、ご受験いただき感謝申し上げます。

　この6年余でも痩身、美容、健康改善、アンチエイジング、栄養補助、疾病予防等各社が様々のサプリを開発し健康食品市場は年々右肩上がりになっております。

　国民の意識は食の安全とともに、自分の身体を守るというセルフメディケーションへの関心がますます高くなっております。ゆえに多品種、多様化されるサプリメントの知識が更に重要になってきました。

　現在世界を揺るがすコロナ禍ではありますが、様々な常識が流動化する中、本書では正しいサプリメントへの理解及び知識を学んでいただき、資格取得を目指す皆様の一助になれば幸いです。

2021年2月

内閣府認可　一般財団法人 職業技能振興会

理事長　兵頭 大輔

試験概要

試験区分	サプリメントマイスター
試験会場	東京、大阪（東京、大阪以外での試験も行う予定）
試験日	年3回（2月・6月・11月）
受験資格	特になし
出題数・形式	30問・五肢択一（マークシート方式）
合格基準	問題の総得点の7割を基準として、問題の難易度で補正した点数以上の得点
出題科目	①サプリメントを取り巻く世界 ②私たちの身体のしくみと働き ③人間に必要な栄養素 ④食生活と生活習慣病 ⑤サプリメントを取り入れた日常生活 ⑥おもなサプリメント素材 ⑦サプリメントに関連する法制度 ⑧機能性表示食品

※試験日、試験会場、受験料などは、各回の「受験要網」で確認してください。

［問い合わせ先・願書提出先］
一般財団法人職業技能振興会
〒106-0032　東京都港区六本木3-16-14 KYビル4階
TEL: 03-5545-5528　FAX：03-5545-5628
（土曜・日曜・祝祭日を除く10:00〜18:00）

受験申込みから合格発表までの流れ

1. 受験要綱・願書の入手

・一般財団法人職業技能振興会ホームページよりダウンロード
(https:// www.fos.or.jp/)

2. 受験申込み

・出願期間内に必要書類を一般財団法人職業技能振興会に郵送
・出願期間内に下記の振込先に受験料7,000円を払込み
(振込手数料は受験者負担)

3. 受験票の交付

4. 試験実施

5. 合格発表・認定証交付

・試験実施後約6週間を目処に合否を判定し、結果を通知
・結果の通知とともに、合格者には認定証を交付

［振込先］
三菱東京ＵＦＪ銀行　田町支店　普通預金　口座番号００２９２５１
財団法人職業技能振興会（ザ）ショクギョウギノウシンコウカイ）

サプリメントを取り巻く世界

私たちの身体のしくみと働き

食生活と生活習慣病

サプリメントを取り入れた日常生活

サプリメントに関連する法制度

SUPPLEMENT

第 1 章

サプリメントを
取り巻く世界

　皆さんは、「サプリメント」や「健康食品」という言葉から、どのようなものをイメージしますか。

　学習を始めるにあたって、本章では、私たちが対象として取り扱うサプリメント（健康食品）について、具体的イメージを描いてみましょう。また、サプリメントに関する注目された素材やキーワードから、1970年代以降の歴史を簡単に振り返ります。

1 サプリメントとは

1 健康食品（サプリメント）の定義

　2012年に、内閣府消費者委員会が実施した「消費者の『健康食品』の利用に関する実態調査」※の予備調査では、健康食品のイメージが調査されています。

　その結果をみると、「簡単に栄養補給ができて便利」というイメージが強いようです（図表1-1）。また、「美容やダイエット」「病気の予防」というイメージもあるようです。

※消費者の「健康食品」の利用に関する実態調査
・調査対象：日本に居住する20〜79歳までの「健康食品」利用者
・調査数（予備調査）：消費者30,000人（男女比は約1：1、年代構成は総務省が公表している人口構成に併せて分配。なお、回答者数の足りない70代以上は、60代で不足分を補充）
・調査数（本調査）：予備調査の回答者のなかから、年代別の利用率を維持しながら「健康食品」の利用者10,000人を抽出
・調査期間：2012年2月28日〜3月5日
・調査手法：インターネットによるアンケート調査

図表1-1 「健康食品」のイメージ

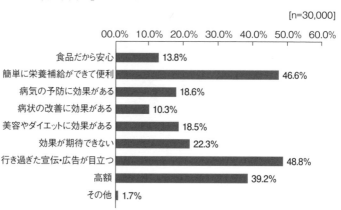

[n=30,000]

食品だから安心	13.8%
簡単に栄養補給ができて便利	46.6%
病気の予防に効果がある	18.6%
病状の改善に効果がある	10.3%
美容やダイエットに効果がある	18.5%
効果が期待できない	22.3%
行き過ぎた宣伝・広告が目立つ	48.8%
高額	39.2%
その他	1.7%

（出典）内閣府消費者委員会「消費者の『健康食品』の利用に関する実態調査」予備調査（平成24年5月）

　本書では、健康食品（サプリメント）の定義を、単なる栄養補給にとどまらず、**美容やダイエットも含め広く健康を保持・増進するために利用されるもの**としています。ま

た、本書では、「広く健康を保持・増進するために利用されるもの」の総称として「サプリメント」を用いることとします。

 ## 2 サプリメントの始まり

サプリメントに対する関心は、**一過性のブームでは終らなくなっています**。「○○が健康によい」といわれるとき、「○○」の部分に入るサプリメントの素材は毎年のように入れ替わり、関心の高まりが続いています。

それでは、サプリメントが広く話題に上るようになったのは、いつごろのことなのでしょうか。

サプリメントの起源は、**日本古来の食文化**に求めることができるといえます。梅干し、シジミ、ウコンなど、古くからからだによいといわれて食用されてきたものが、現代もサプリメントの素材として多く利用されています。

健康や長寿には「食」が重要であるということは、江戸時代の**貝原益軒**（えきけん）による『**養生訓**』※にも詳細に述べられ、江戸時代には現代の予防医学に通じる考え方がすでにあり、実践されていたことがうかがえます。そうした下地があるなかで、**ドイツやアメリカから栄養学が輸入され**、しだいに裾野を広げていったと考えられます。

サプリメントへの注目が高まり、**本格的なブームが形成されるようになったのは、1970年代くらいから**といわれます。その後、いくつかのブームの波があり、現在に至っています。

まずは、ブームの変遷をみていくことで、サプリメントについて、理解を深めていきましょう。

※『**養生訓**』
江戸時代の代表的な健康増進法の解説書（全8巻）です。

サプリメントのブームの変遷

1 医薬品と食品の明文化

1971（昭和46）年、厚生省（現厚生労働省）が、「無承認無許可医薬品の指導取締りについて」（通称「46通知」）を出し、医薬品と食品の区分が明文化されました。

2 サプリメントのブーム

①紅茶キノコ：1975年★

砂糖を入れた紅茶で酢酸菌※を培養する「紅茶キノコ」が、高血圧や脳卒中、がんなどにも効果があるとされ、大ブームとなりました。

②ビタミン：1982年

1980年代には、アメリカのベストセラー、アール・ミンデル著『ビタミン・バイブル』※の日本語版が出版されたり、「ビタミンの父」と呼ばれたライナス・ポーリング※が来日したことなどから、ビタミンがブームとなりました。

1980年代のブームで注目されたビタミンは、**ビタミンCとビタミンE**でした。**デパートを中心にビタミンショップやビタミンコーナーがつくられ**、販売されました。

ビタミンブームを境に、**本格的なサプリメントブームが到来**したといえます。

★1970年代後半は、「ルームランナー」や「ぶら下がり健康器」などの健康器具がヒットしています。

※酢酸菌
発酵菌の1つで、エタノールを酸化して酢酸を生成する細菌の総称です。

※『ビタミン・バイブル』
職業・年齢・病状別などにビタミン活用法を示した解説書です。

※ライナス・ポーリング
化学結合の本性の研究によるノーベル化学賞と、核反対活動によるノーベル平和賞の2つを受賞しています。

③ドラッグストアの台頭：1985年〜2005年

　1985年になると、ドラッグストアチェーンが日本に参入し、**ヘルス＆ビューティケア**をコンセプトに、サプリメントを取り扱うようになりました。そして、毎年のように注目素材が現れ、**さまざまなサプリメントがブーム**となりました。

図表1-2　おもなサプリメントブームの変遷（1985〜2005年）

1992年	DHA（第2章8参照）
1993年	杜仲茶
1994年	ヨーグルトきのこ
1997年★	赤ワイン（ポリフェノール（第4章2参照））
2000年	ザクロ（エストロゲン（第2章3参照））
2004年	コエンザイムQ10

★1996年には、成人病が生活習慣病（第3章1参照）に改称されました。

　2001年には、**保健機能食品制度**が発足し、2002年には、栄養改善法が**健康増進法**へと改正されました。そして、保健機能食品制度が見直され、2005年からは、新たに**特定保健用食品制度**が始まりました。

　法制度も創設されサプリメントの市場が成長・拡大し、**単なるブームで終わらない時期に入った**といえます。★

★2008年には、公的医療保険加入者を対象とした特定健康診査・保健指導が始まり、メタボリックシンドロームの改善が目標とされました（第3章1参照）。

④ロハスの台頭：2006年

　ロハス（LOHAS）とは、Lifestyles of Health and Sustainabilityの略称で、「**健康と環境を志向するライフスタイル**」と訳されます。アメリカで1990年代の終わりごろからマーケティング用語として使われ始めた言葉です。ロハスを志向する人たちは、健康や環境に興味・関心があり、自分がよいと思う方法を家族や友人にも勧めるなど、**情報発信のリーダー的役割を果たす**といわれ、ロハス層と呼ばれまし

た。

　以上のような変遷で、健康食品（サプリメント）の市場
規模は、年々拡大していきました。インテージの「健康食
品・サプリメント市場実態把握レポート」（2012年8月調
査、調査対象：国内）によれば、2012年現在では、**年間
1.5兆円**に迫っています。

サプリメントに 期待される効果

1 実態調査の結果からみた現状

「消費者の『健康食品』の利用に関する実態調査」の結果から、どのくらいの人がどのくらいの頻度でサプリメントを利用し、どのような効果を期待し、実際に得られているのかをみていきましょう。

調査上の用語の定義は、次のとおりです。

- **健康食品**：健康の保持増進に資する食品として販売・利用される食品（野菜、果物、菓子、調理品等その外観、形状等から明らかに食品と認識される物を除く）
- **サプリメント**：健康食品のうち、錠剤型、カプセル型、または粉状のもの
- **利用者**：健康食品を現在利用している者および現在は利用していないものの利用経験がある者
- **健康食品の現在利用者**：健康食品の利用者であって、回答時点において健康食品を利用している者
- **ハイリスク・グループ**：肥満、生活習慣病（その予備軍を含む）およびアレルギー体質の者

---

2 健康食品（サプリメント）を利用して
いる人の頻度・割合（予備調査）

図表1−3をみると、次のことがわかります。

図表**1-3** 消費者が健康食品を利用する頻度

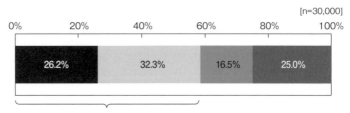

[n=30,000]

約6割の消費者が現在健康食品を利用

■ ほとんど毎日利用している　■ たまに利用している
■ 以前は利用していたが、今は利用していない　■ 利用したことがない

a. 利用頻度

・調査対象全体の**約4分の1**は、「健康食品」を「**ほとん
ど毎日利用**」している

・「ほとんど毎日利用」している人と「たまに利用」して
いる人を加えると、調査対象全体の約6割が、現在健康
食品を「利用」している

また、調査の結果からわかる性別・年代別にみた利用頻
度は、次のとおりです。

b. 性別・年代別利用頻度

・「ほぼ毎日利用」している人と「たまに利用」している
人を加えると、現在健康食品を「利用」している人の割
合は、男性は約5割、女性は約6割で、**女性のほうが高
い傾向**にある

・**50代以上の調査対象のうち約3割**が、健康食品を「ほ
ぼ毎日利用」している

3 併用している「サプリメント」の 種類・割合（本調査）

図表1-4をみると、次のことがわかります。

図表 1-4　併用しているサプリメントの種類

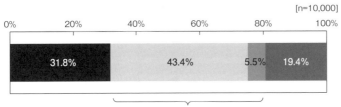

[n=10,000]

31.8%　　43.4%　　5.5%　　19.4%

利用者の約5割（サプリメントの利用者の約6割）が
複数種類の「サプリメント」を利用

■ 1種類　　■ 2〜4種類　　■ 5種類以上　　■ サプリメントを利用していない

a. サプリメントの併用割合

・調査対象のうち約5割が「2〜4種類」または「5種類
以上」のサプリメントを「併用」している

　また、調査の結果からわかる年代別・頻度別・体調別に
みた利用種類は、次のとおりです。

b. サプリメントの利用種類

・**年齢が上がるほど、複数のサプリメントを利用する割合
が増える傾向にある**

・「ほぼ毎日利用」している人の約7割は「2〜4種類」
および「5種類以上」のサプリメントを利用している

・**生活習慣病など、特に食品の安全性や健康状態に配慮す
る必要があるハイリスク・グループに該当する人は、複
数のサプリメントを利用している割合が高い傾向にある**

・「特定の栄養素の補給」を目的にしている人のうち、**約
6割**が「2〜4種類」または「5種類以上」のサプリメ
ントを利用している

4 **処方薬との関係（本調査）**

図表1-5をみると、次のことがわかります。

図表**1-5** **体調別にみた健康食品の現在利用者の医療機関の受診状況**

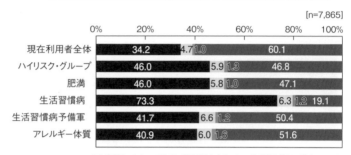

[n=7,865]

- ■病院にかかっており、薬を処方されていて、指示どおり飲んでいる
- ■病院にかかっているが、薬は処方されていない
- ■病院にかかっており、薬を処方されたが、それを飲んでいない
- ■病院にはかかっていない

a. 処方薬との関係

・健康食品の現在利用者のうち、約3割は「病院にかかっており、薬を処方されていて」健康食品と併用している

また、調査の結果からわかる体調別・年代別にみた利用種類は、次のとおりです。

b. サプリメントの利用種類

・健康食品の現在利用者のうちハイリスク・グループに該当する人の4割以上が処方薬と健康食品を併用している

・健康食品の現在利用者でハイリスク・グループに該当する人のうち、処方薬と併用している割合は生活習慣病が最も多く、7割を超えている

なお、健康食品の現在利用者のうち**70代の高齢者**は、**約3分の2**が「病院にかかっており、薬を処方されていて」健康食品と併用していると回答しています。また、医薬品の処方にあたっては、通院している人の約8割が医師

等から健康食品の利用状況に関する確認を「されたことはない」という結果もでています。

 5　健康食品（サプリメント）を利用する目的（本調査）

図表1-6をみると、次のことがわかります。

図表1-6　健康食品を利用する目的

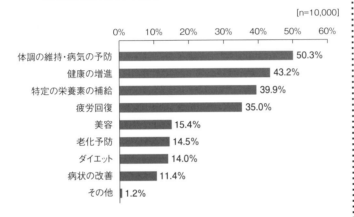

[n=10,000]

- 体調の維持・病気の予防　50.3%
- 健康の増進　43.2%
- 特定の栄養素の補給　39.9%
- 疲労回復　35.0%
- 美容　15.4%
- 老化予防　14.5%
- ダイエット　14.0%
- 病状の改善　11.4%
- その他　1.2%

a. 利用目的

- ・健康食品の現在利用者は、「体調の維持・病気の予防」や「健康の増進」を目的として利用している人の割合が高い（計93.5％）
- ・特定の事項（「美容」「ダイエット」など）を目的として利用している人の割合は14〜15％と比較的低い
- ・「病状の改善」を目的として利用している人も約1割みられる

　また、調査の結果からわかる年代別にみた利用目的は、次のとおりです。

b. 年代別の利用目的

- ・「特定の栄養素の補給」を目的とする割合は20代で最も

高く、年齢が上がるに従って減少傾向にある

・「体調の維持・病気の予防」を目的とする割合は70代で最も高く、年齢が上がるに従って増加傾向にある

6 健康食品（サプリメント）に抱く満足感・不満足感

①健康食品に抱く満足感（本調査）

図表1-7をみると、次のことがわかります。

図表1-7 健康食品に抱く満足感

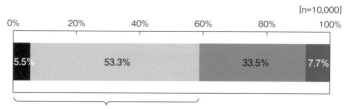

[n=10,000]

利用者の約6割は健康食品におおむね満足している

■満足　やや満足　■やや不満　■不満

a. 満足感

・健康食品の現在利用者の約6割の利用者がおおむね満足（「満足」または「やや満足」）している

また、調査の結果からわかる年代別・利用目的別にみた満足感は、次のとおりです。

b. 年代別・利用目的別の満足感

・40代・50代は、他の世代と比べると満足感を抱いている人の割合がやや低い傾向にある

②利用目的別にみた満足感（本調査）

図表1-8をみると、次のことがわかります。

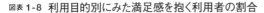

図表1-8 利用目的別にみた満足感を抱く利用者の割合

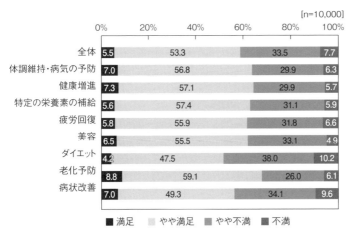

a. 利用目的別の満足感

・健康食品の現在利用者のうち「**健康増進**」「**体調維持・病気予防**」「**老化予防**」といった事項を目的にしている人は、結果的に**満足**（「満足」または「やや満足」）していると回答した割合が高い傾向にある

・「**病状改善**」や「**ダイエット**」といった事項を目的に利用している人は、結果的に不満（「不満」または「やや不満」）であると回答した割合が高い傾向にある

　調査の結果では、「体調の維持や健康の増進は、現状のままでも満足と感じるが、ダイエットや病状の改善は、現状より良くならなければ満足とは感じにくい分、『不満』又は『やや不満』と回答した者の割合が高くなったのかも知れない」と分析されています。

③不満の原因（本調査）

「不満」または「やや不満」と回答した人があげた理由は、次のとおりです（図表1-9）。

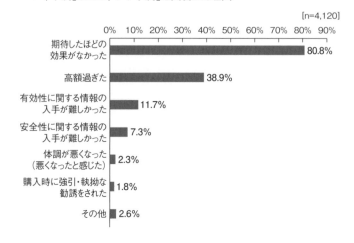

図表1-9 「不満」または「やや不満」と回答した理由

[n=4,120]

理由	割合
期待したほどの効果がなかった	80.8%
高額過ぎた	38.9%
有効性に関する情報の入手が難しかった	11.7%
安全性に関する情報の入手が難しかった	7.3%
体調が悪くなった（悪くなったと感じた）	2.3%
購入時に強引・執拗な勧誘をされた	1.8%
その他	2.6%

a.「不満」の原因

・「不満」または「やや不満」と回答した人のうち、約8割が「期待したほどの効果がなかった」と感じている

・健康食品の現在**利用者全体**でみると、**約3割**が「期待したほどの効果がなかった」と感じている

・「不満」または「やや不満」と回答した人で、「**体調が悪くなった（悪くなったと感じた）**」経験をもつ人の割合は低い

7 健康食品（サプリメント）を選ぶときのポイント

①健康食品に対して重視する事項（本調査）

　健康食品の現在利用者全体をみると、次のことがわかります。

a.重視する事項

・購入時最も重視するポイントとして「効き目・有効性」と回答した人は約5割と最も多い

・購入時最も重視するポイントとして「**安全性**」と回答し

た人は**約３割**、「価格」と回答した人は**約２割**と少ない
・購入時最も重視するポイントとして「**味や飲みやすさ**」
　と回答した人の割合は**最も少ない**
また、図表１-10をみると、次のことがわかります。

図表1-10　年代別にみた健康食品に対して重視する事項

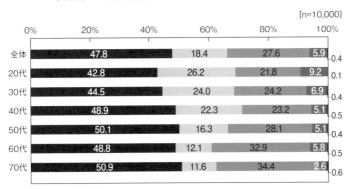

[n=10,000]

	効き目・有効性	価格	安全性	味や飲みやすさ	その他
全体	47.8	18.4	27.6	5.9	0.4
20代	42.8	26.2	21.8	9.2	0.1
30代	44.5	24.0	24.2	6.9	0.4
40代	48.9	22.3	23.2	5.1	0.5
50代	50.1	16.3	28.1	5.1	0.4
60代	48.8	12.1	32.9	5.8	0.5
70代	50.9	11.6	34.4	2.6	0.6

■効き目・有効性　□価格　■安全性　■味や飲みやすさ　■その他

b. 年代別の重視する事項

・**20代**では、「**価格**」と回答した人の割合が「安全性」を
　上回っている
・**30代以上**では、「**安全性**」と回答した人の割合が「価格」
　を上回っている
　なお、調査の結果では、「食品の安全性や健康状態に配
慮する必要があるハイリスク・グループをみると、安全性
について、全体に比べて、特に重視しているという傾向は
見られない」と分析されています。

②健康食品を購入する際に参考にする情報（本調査）

　図表１-11をみると、次のことがわかります。

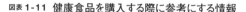

図表1-11 健康食品を購入する際に参考にする情報

[n=10,000]

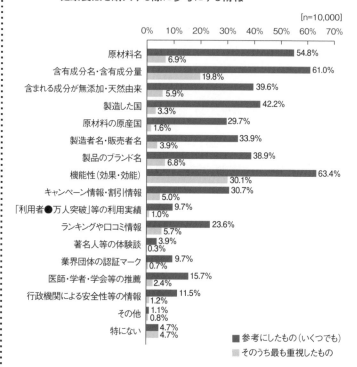

0% 10% 20% 30% 40% 50% 60% 70%

原材料名 54.8% / 6.9%
含有成分名・含有成分量 61.0% / 19.8%
含まれる成分が無添加・天然由来 39.6% / 5.9%
製造した国 42.2% / 3.3%
原材料の原産国 29.7% / 1.6%
製造者名・販売者名 33.9% / 3.9%
製品のブランド名 38.9% / 6.8%
機能性(効果・効能) 63.4% / 30.1%
キャンペーン情報・割引情報 30.7% / 5.0%
「利用者●万人突破」等の利用実績 9.7% / 1.0%
ランキングや口コミ情報 23.6% / 5.7%
著名人等の体験談 3.9% / 0.3%
業界団体の認証マーク 9.7% / 0.7%
医師・学者・学会等の推薦 15.7% / 2.4%
行政機関による安全性等の情報 11.5% / 1.2%
その他 1.1% / 0.8%
特にない 4.7% / 4.7%

■ 参考にしたもの(いくつでも)
▨ そのうち最も重視したもの

a. 参考にする情報

・「機能性（効果・効能）」「含有成分名・含有成分量」を参考にすると回答した人の割合（複数回答）は、いずれも6割を超える

・最も重視した情報では、「機能性（効果・効能）」が30.1%で最も高い

・最も重視した情報をみると、「ランキングや口コミ情報」は5.7%、利用実績をPRする広告は1.0%、「著名人等の体験談」は0.3%である

・「機能性（効果・効能）」（63.4%）、「含有成分名・含有成分量」（61.0%）、「原材料名」（54.8%）、「製造した国」（42.2%）、「含まれる成分が無添加・天然由来」

（39.6％）、「製品のブランド名」（38.9％）といった、「食品の成分に関する基礎的な情報」を参考にしている

・広告や口コミ等が購入の際のどの程度参考になっているのか（複数回答）をみると、「ランキングや口コミ情報」が23.6％、「利用者●万人突破」「有名人が利用」「利用者の●％が効果を実感」といった**利用実績をＰＲする広告が9.7％**である

・「著名人等の体験談」を参考にしていると回答した人は、3.9％である

　さらに、調査の結果からわかる利用目的別・性年代別にみた参考にする情報は、次のとおりです。

b. 利用目的別・性年代別の参考にする情報

・「美容」や「ダイエット」といった事項を目的で利用する人は、「ランキングや口コミ情報」「『利用者●万人突破』等の利用実績」「著名人等の体験談」といった**利用実績をＰＲする広告**や「キャンペーン情報・割引情報」などを参考とする割合が**高い傾向**にある

・**20代・30代女性**は、「ランキングや口コミ情報」を参考にする割合が**高い傾向**にある

　なお、調査の結果では、「ハイリスク・グループの中で、**生活習慣病を持つ者のうち、『機能性』を参考としていると回答した者は63％**であるのに対し、生活習慣予備軍のうちそのように回答した者は71％であった。生活習慣病予備軍の者は、実際に生活習慣病を患っている者に比べ、一般に、医師等による治療行為を受けている者が少ないと考えられるため、その分健康食品の『機能性』を重視する傾向があるのかも知れない」と分析されています。

8 健康食品に関する情報収集経路（本調査）

図表1-12をみると、次のことがわかります。

図表1-12 健康食品に関する情報収集経路

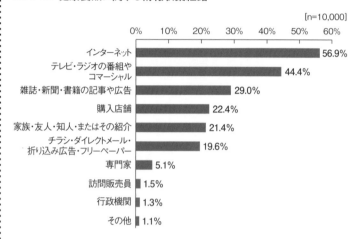

[n=10,000]

インターネット	56.9%
テレビ・ラジオの番組やコマーシャル	44.4%
雑誌・新聞・書籍の記事や広告	29.0%
購入店舗	22.4%
家族・友人・知人・またはその紹介	21.4%
チラシ・ダイレクトメール・折り込み広告・フリーペーパー	19.6%
専門家	5.1%
訪問販売員	1.5%
行政機関	1.3%
その他	1.1%

a. 情報収集経路

・「インターネット」「テレビ・ラジオの番組やコマーシャル」から情報収集すると回答した人の割合が**高い傾向に**ある★

・「専門家」や「行政機関」から情報収集すると回答した人の割合は、ごく少ない傾向にある

また、調査の結果からわかる利用目的別にみた情報収集経路は、次のとおりです。

b. 利用目的別の情報収集経路

・「美容」「ダイエット」「老化予防」といった事項を目的で利用する人は、「インターネット」から**情報収集**すると回答した人の割合が**約7割**と特に高い傾向にある

・「インターネット」「テレビ・ラジオの番組やコマーシャル」から情報収集すると回答した人の割合が**高い傾向に**

★ただし、この調査はインターネットによるアンケート調査であるため、回答者がインターネットと親和性が高いことに留意が必要です。

ある
・「専門家」や「行政機関」から情報収集すると回答した
　人の割合は、ごく少ない傾向にある
　さらに、インターネットから情報を収集する場合の内訳
をみると、「『健康食品』メーカーや販売店のサイト・ブロ
グ」「検索サイト」「口コミサイト」などから情報収集する
と回答した人の割合が高い傾向にあります（図表1-13）。

図表1-13　インターネットから情報収集する場合の内訳

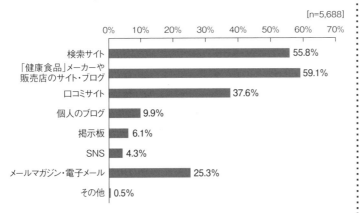

それでは、次章からは、より効果的にサプリメントを取
り入れた日常生活を送るための具体的な知識について学ん
でいきましょう。

確認問題

··

**サプリメントに関する次の記述のうち、正しいものを 1 つ選びな
さい。**

① 2012年に、内閣府消費者委員会が実施した「消費者の『健康食品』の利
用に関する実態調査」の予備調査によると、「健康食品は食品だから安心」
というイメージをもつ人は、5割を超えていた。

② 日本では、サプリメントは、ドイツやアメリカから栄養学が輸入されたこ
とで使用が始まった。

③ 日本では、昭和50年には、紅茶キノコが高血圧などに効くとしてブーム
になった。

④ 1980年代前半のビタミンブームでは、ドラッグストアを中心にビタミン
コーナーがつくられた。

⑤ 保健機能食品制度が発足したのは、1990年代である。

解答欄

問題 2 2012年に、内閣府消費者委員会が実施した「消費者の『健康食品』の利用に関する実態調査」の結果に関する次の記述のうち、正しいものを1つ選びなさい。

① 予備調査によると、健康食品を現在利用している割合は、約4割であった。

② 本調査によると、利用者の約5割は、複数種類のサプリメントを利用していた。

③ 本調査によると、70歳代の高齢者の約3分の1は、処方薬と併用していた。

④ 本調査によると、特定の栄養素の補給を目的とする割合は、年齢が上がるに従って増加傾向にあった。

⑤ 本調査によると、ダイエット目的に利用している人は、ほかの目的より効果への満足度が高い傾向にあった。

解答欄 ☐

問題 3 2012年に、内閣府消費者委員会が実施した「消費者の『健康食品』の利用に関する実態調査」の結果に関する次の記述のうち、正しいものを1つ選びなさい。

① 本調査によると、効果への不満の原因としては、期待したほどの効果が得られなかったことが最も多かった。

② 本調査によると、健康食品の購入時に最も重視する項目として、味や飲みやすさと回答する利用者が最も多かった。

③ 本調査によると、健康食品の購入時にランキングや口コミ情報を参考にする割合は、6割を超えていた。

④ 本調査によると、健康食品に関する情報収集は、専門家から行う割合が最も多かった。

⑤ 本調査によると、美容を利用目的としている人は、インターネットから情報収集する割合が、ほかの目的と比べて低かった。

解答欄 ☐

第1章

確認問題の解答・解説

問題
1 解答 ③

①✕ 「健康食品は食品だから安心」というイメージをもつ人は、<u>1割強</u>でした。

②✕ サプリメントは、日本古来の食文化が下地にあり、栄養学が輸入されて<u>裾野が広がった</u>といえます。

③〇 紅茶キノコは、高血圧、脳卒中、がんなどにも効果があるとして大ブームとなりました。

④✕ 1980年代前半のビタミンブームでは、<u>デパート</u>を中心にビタミンコーナーやビタミンショップがつくられました。

⑤✕ 保健機能食品制度が発足したのは、<u>2001年</u>のことです。

問題
2 解答 ②

①✕ 現在利用している割合は、<u>約6割</u>でした。

②〇 利用者の約5割は、複数種類のサプリメントを利用し、ほぼ毎日利用している人では、約7割が2種類以上を併用していました。

③✕ 70歳代では、<u>約3分の2</u>が、処方薬と併用していました。

④✕ 特定の栄養素の補給を目的とする割合は、20歳代で最も高く、年齢が上がるに従って<u>減少傾向</u>にありました。

⑤✕ ダイエット目的に利用している人は、ほかの目的より効果への満足度が<u>低い傾向</u>にありました。

問題
3 解答 ①

①〇 不満またはやや不満と解答した人の約8割が、期待したほどの効果が得

られなかったと感じていました。

②✕　健康食品の購入時に最も重視する項目として、<u>効き目・有効性</u>と回答する利用者が最も多く、約半数でした。

③✕　健康食品の購入時にランキングや口コミ情報を参考にする割合は、<u>約2割</u>でした。

④✕　専門家や行政機関から情報収集する割合は、<u>ごく少ない</u>割合でした。

⑤✕　美容およびダイエットや老化予防を利用目的としている人は、インターネット選択率がほかの目的と比べて<u>高い</u>割合でした。

SUPPLEMENT

第 2 章

私たちの身体の
しくみと働き

　私たちの身体には、外部環境の変化に対して、人体に備わっている、体温、体液量、電解質濃度などの内部環境を一定に保とうと調節する働きが備わっています。これを恒常性（ホメオスタシス）といいます。

　私たちの体内では、さまざまな組織が連携してバランスを保つことで、生命や健康を維持しています。ホメオスタシスという観点から、私たちの身体のしくみについて理解していきましょう。

1 人体の恒常性

1 身体を構成する水分

　成人の場合、**体重の約60%を水分**が占めています。つまり、**人体の3分の2は水分**といえます。※ 身体を構成する水分を、体液といいます。体液には、**ナトリウム、カリウム、塩素、リン、マグネシウム、カルシウム**など、さまざまな電解質（イオン）が含まれています。※

図表 2-1　成人の体液の成分割合

細胞内液40%	細胞外液20%	
	組織間液15%	血漿5%

　体液の量、電解質の成分と量、細胞内外での体液の濃度などが一定に保たれるよう調節が行われています。※

2 腎臓のしくみと働き

①体液量の調節

　腎臓※は、**血液を濾過して尿を造って**います。尿を造る過程で、**水分やナトリウムなどの電解質の再吸収を行い、体液量などの調節を行います**。

　腎臓で尿を造る機能の基本的な単位を、ネフロンといいます。**糸球体**と糸球体を囲む糸球体嚢（ボーマン嚢）を併せて**腎小体**といいます。ネフロンは、**腎小体**と濾過液を通す1本の**尿細管**で構成されています。

※**体内に占める水分割合**
　新生児では約80%、幼児では約70%です。高齢になると50%くらいに低下します。

※**体内に占める電解質割合**
　細胞内液にはカリウムなどが多く含まれています。細胞外液にはナトリウム、塩素などが多く含まれています。

※**体液の成分**
　体液の成分は、海水と似ているといわれ、生命が海で誕生したことと関係していると考えられています。

※**腎臓の形状**
　腎臓は、横隔膜の下に位置する左右一対のソラマメ形の臓器です。背中側から見て左側のほうが、少し高い場所に位置します。

尿細管は、腎小体に近いほうから、**近位尿細管、ヘンレ
係蹄（けいてい）、遠位尿細管**とつながっています。複数の尿細管が合
流して、集合管となります。

図表 2-2 腎臓の構造

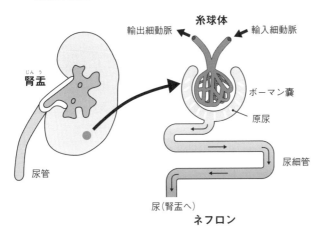

図表 2-3 ネフロンの機能と構造

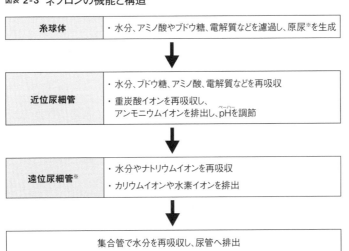

糸球体	・水分、アミノ酸やブドウ糖、電解質などを濾過し、原尿※を生成

↓

近位尿細管	・水分、ブドウ糖、アミノ酸、電解質などを再吸収 ・重炭酸イオンを再吸収し、 　アンモニウムイオン（ペーハー）を排出し、pHを調節

↓

遠位尿細管※	・水分やナトリウムイオンを再吸収 ・カリウムイオンや水素イオンを排出

↓

集合管で水分を再吸収し、尿管へ排出

※原尿の成分
たんぱく質など大きい
成分以外は濾過される
ため、原尿の成分は、
血漿の成分に近いです。

※遠位尿細管
血圧の調節に重要な役
割を果たします。

糸球体で濾過された水分は、**約99％が尿細管で再吸収**

※濾過と再吸収
　1分間に100〜150
mℓ、1日に約150ℓの水
分・電解質が濾過され
ますが、約99％は再
吸収されるため、1日
の尿量は約1.5ℓとな
ります。

★pHが酸性に傾いた状
態をアシドーシス、アル
カリ性に傾いた状態
をアルカローシスとい
います。肺気腫、腎不
全、糖尿病、飢餓など
ではアシドーシス、過
換気や嘔吐などではア
ルカローシスになりま
す。

※血漿浸透圧
　電解質によって維持さ
れる浸透圧をいいます。

※抗利尿ホルモン
　尿量を調節するホルモ
ンで、分泌が増えると
尿量が減ります。

※循環血漿量
　全身を流れる血液の量
をいいます。

されます。※ クレアチニンや尿素などは、尿細管ではほと
んど再吸収されず、老廃物として尿中に排泄されます。

　なお、体内のpHは、**7.40±0.05の範囲で一定に保たれ
ています。**★ これを、**酸塩基平衡**といい、**腎臓や呼吸の働
きで調節**されています。

②浸透圧の調節

　物質が濃度の高いほうから低いほうに移動することに
よって生じる圧力を、浸透圧といいます。細胞膜は半透膜
であり、**細胞内液と細胞外液の濃度を調節して、浸透圧を
一定に保とうとする機能**があります。血漿浸透圧※ は、主
に**ナトリウムによって調節**されています。

　たとえば、**ナトリウム（塩分）を摂り過ぎて、**細胞外液
のナトリウム濃度が上昇し、血漿浸透圧が上昇すると、バ
ソプレシンという抗利尿ホルモン※の分泌が促進されま
す。バソプレシンにより、**腎臓での水分再吸収が促進さ
れ、尿量が減少し、**細胞外液量が増加します。

③血圧の調節

　循環血漿量※や血圧の調節を行う腎臓のしくみを、**レニ
ン・アンギオテンシン・アルドステロン系**といいます。血
圧とは、心臓の拍動で血液が流れるときに血管にかかる圧
力のことです。

　たとえば、**循環血漿量が減少する**と、腎臓では**レニン**と
いうホルモンの分泌が増加します。レニンは、アンギオテ
ンシノーゲンというたんぱく質をアンギオテンシンIに変
え、さらに別の酵素によってアンギオテンシンIIに変えら
れます。そして、アンギオテンシンIIが**副腎皮質のアルド
ステロン分泌を促進**し、腎臓での**ナトリウムイオンの再吸
収を促進**させることで**循環血漿量を増加**させます。以上に

より、**血圧の上昇**※が起きます。

3 血液循環のしくみと働き

①血液の循環

体液は、血管を流れる**血液**、リンパ管を流れる**リンパ液**、細胞間を満たす**組織液**から構成されます。

血液は、液体成分の**血漿**と、有形成分の**血球**から構成されます。血球には、酸素運搬に関与する**赤血球**、免疫に関与する**白血球**、血液凝固に関与する**血小板**があります。

血液循環には、**体循環**と**肺循環**があります。

※血圧の上昇
　ナトリウムの再吸収が進むと、浸透圧を一定に保つために水分の再吸収も進み、循環血漿量が増え、血圧が上昇します。

図表 2-4　血液循環の流れと機能

種類	内容
体循環	①左心室→大動脈→全身(毛細血管) 　※毛細血管で酸素や栄養を渡し、二酸化炭素や老廃物を受け取り静脈になる ②静脈→上大静脈(上半身)、下大静脈(下半身)と合流→右心房
肺循環	①右心房→右心室→肺動脈→肺 　※肺で二酸化炭素を放出し、酸素を取り込む ②肺→肺静脈→左心房

図表 2-5　心臓の構造

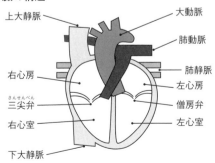

心臓は、1分間に約60～80回、1日では約10万回、収縮と拡張を繰り返します。心臓の収縮・拡張のリズムを刻むしくみを、**刺激伝導系**といいます。リズムを刻む装置となるのが、**右心房**にある**洞房結節**です。洞房結節の興奮が、電気信号として心房から三尖弁の付け根にある房室結節、ヒス束へと伝わり、さらに、心室全体へと伝わっていきます。洞房結節からの刺激により、**心室の収縮が起こり、血液が送り出されます。**

心臓の収縮期（血液を送り出すとき）の血圧を最高血圧、拡張期（血液が流れ込むとき）の血圧を最低血圧といいます。

②血糖の調節

血液中に含まれるグルコース（ブドウ糖）のことを、血糖といいます。[※]血糖は、**食事からの糖質摂取、肝臓グリコーゲンの分解、糖新生**により維持されます。

食事から摂取した糖質は、グリコーゲンとして肝臓や筋肉に貯蔵されます。摂取過剰分は、脂肪組織に転換されます。

肝臓に貯蔵されたグリコーゲンは、グルコースに分解され、血糖維持に利用されます。糖質以外の物質からグルコースを合成することを、糖新生といいます。おもに、筋肉のアラニンというアミノ酸が肝臓へ運ばれ、糖新生の材料として使われます。

なお、**筋肉や脂肪組織へのグルコース取り込みを促進し、肝臓からのグルコース放出を抑制し、血糖値を下げる**働きをするものが、**インスリン**です。

※血糖の働き
血糖は、脳をはじめ身体のエネルギー源として重要なものです。一定に保たれるよう、体内で調節されています。

SUPPLEMENT 2 神経伝達のしくみ

1 中枢神経系と末梢神経系

　中枢神経系は、**脳**と**脊髄**から構成されます。脳は、**大脳**、**小脳**、**脳幹**に分かれ、脳幹は、さらに、**間脳**、**中脳**、**橋**、**延髄**に分かれます。

　脳は、頭蓋骨の中にあり、脊髄は、脊柱管の中にあります。外側から、硬膜、**くも膜**、軟膜の３層の膜に覆われ、くも膜と軟膜の間のくも膜下腔には、脳脊髄液が満たされています。

図表 **2-6　中枢神経系の構造**

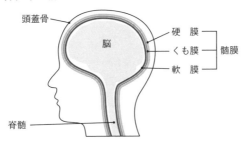

　中枢神経系以外の神経を、**末梢神経**といいます。12対の脳神経と31対の脊髄神経があります。機能別では、感覚や随意運動に関係する**体性神経系**と**自律神経系**に分かれます。体性神経系は、さらに、**感覚神経**と**運動神経**に分かれます。感覚神経は、興奮を脳へ伝える上行性の神経といえ、運動神経は、脳からの命令を伝える下行性の神経といえます。自律神経系は、さらに、**交感神経**と**副交感神経**に

交感神経は、胸髄、腰
髄からつながっていま
す。副交感神経は、脳
神経である動眼神経、
顔面神経、舌咽神経、
迷走神経、そして、仙
髄からつながっていま
す。

分かれます。交感神経と副交感神経※は、**互いに反する作
用**をもち、**一方が促進すると他方が抑制され**、バランスを
とっています。

図表 2-7 中枢神経系と末梢神経系の分類

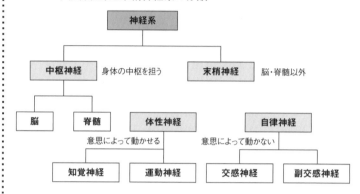

2 神経伝達のしくみ

　神経系の最小単位を**ニューロン**といいます。ニューロン
が接続している部分を**シナプス**といいます。神経系の情報
伝達では、ニューロンの興奮が、電気信号として伝えられ
ていきます。**細胞外のナトリウムイオン（Na$^+$）が、細胞
内に入ることで細胞内がプラス**になり、**興奮が伝達**されて
いきます。シナプスでは、神経伝達物質が放出され、興奮
が伝達されていきます。

　神経伝達物質として脳内で働くものには、**ドパミン、ア
セチルコリン、グルタミン酸、セロトニン、ノルアドレナ
リン、アドレナリン、γ-アミノ酪酸**などがあります。ま
た、自律神経系の伝達物質としては、アセチルコリンやノ
ルアドレナリンがあります。運動神経系の伝達物質として
は、アセチルコリンがあります。

3 自律神経系の働き

　自律神経系は、意思とは無関係に、ホメオスタシス維持のために働きます。

　一般に、活動しているときや緊張しているときは、交感神経が優位になります。緊張が緩んでいるときや休息しているときは、副交感神経が優位になります。

図表 2-8　交感神経と副交感神経の作用

交感神経	部位	副交感神経
拡大	瞳孔	縮小
抑制	涙の分泌	促進
少量の濃い唾液	唾液腺	大量の希薄な唾液
拡張	気管支	収縮
収縮	血管	拡張
促進	心拍数	抑制
上昇	血圧	低下
収縮	立毛筋	－
促進	発汗	－
上昇	血糖	低下
抑制	消化管運動	促進
収縮	膀胱括約筋	弛緩

　交感神経の末端からは**アドレナリン**が、副交感神経の末端からは**アセチルコリン**が分泌されます。

SUPPLEMENT

3 ホルモンの働き

1 ホルモンによる情報伝達

　ホルモンは、体内の情報伝達物質です。**特定の細胞（標的細胞）に向けて情報を伝え、ある目的のために働かせます**。特定の器官から血液や体液中に分泌され、標的細胞の受容体と結合して、効果を表します。

　ホルモンを分泌する組織・器官には、**脳下垂体、甲状腺、副甲状腺（上皮小体）、胸腺、副腎（皮質・髄質）、膵臓、精巣、卵巣**などがあります。これらを、**内分泌系**と呼びます。なお、胃や腸、肝臓なども、ホルモンの分泌にかかわっています。

　内分泌系の中枢は、**間脳の視床下部**にあります。視床下部から放出ホルモンや抑制ホルモンを分泌することで、脳から**脳下垂体へ命令**が出されています。

2 ホルモン分泌の調整

①ホルモンのフィードバック機構

　ホルモンが増えると、視床下部や脳下垂体前葉に働きかけて自身の分泌を抑制するしくみがあります。フィードバック機構といい、自身の分泌を調節する上位のホルモンを抑制することで、そのホルモンの分泌を抑制するしくみです。※

※フィードバック機構
　結果が原因にさかのぼって作用するため、ネガティブフィードバックともいいます。

図表 2-9 おもなホルモンの種類と作用

分泌器官	種類	おもな作用
脳下垂体前葉	成長ホルモン	成長の促進
	副腎皮質刺激ホルモン	副腎皮質ホルモンの分泌促進
	甲状腺刺激ホルモン	甲状腺ホルモンの分泌促進
	性腺刺激ホルモン	性ホルモンの分泌促進
	プロラクチン	母乳の分泌促進
脳下垂体後葉	バソプレシン	水再吸収の促進、尿量の減少、血圧の上昇
	オキシトシン	子宮の収縮
甲状腺	トリヨードサイロニン、サイロキシン	エネルギー産生の促進
	カルシトニン	血中カルシウム量の調節、骨の形成促進
副甲状腺	パラソルモン	血中カルシウム量の増加
副腎皮質	アルドステロン	ナトリウム濃度の調節
	アンドロゲン	男性ホルモンの分泌促進
副腎髄質	アドレナリン	血圧の上昇
	ノルアドレナリン	血圧の上昇
膵臓	インスリン	血糖値の低下
	グルカゴン	血糖値の上昇
腎臓	レニン	血圧の上昇
	エリスロポエチン	骨髄の赤血球生成の促進
卵巣	エストロゲン	卵胞ホルモンの分泌促進
	プロゲステロン	黄体ホルモンの分泌促進
精巣	テストステロン	男性ホルモンの分泌促進

②ホルモンの反作用

　2種類のホルモンが同じ標的細胞に作用する場合、**互いに反対の働きをすることが多い**といえます。ホルモンの機能の1つであるホメオスタシスの維持に着目すると、図表2-10のとおりです。

図表 2-10 ホメオスタシスの維持とホルモンの作用

ホメオスタシス	作用	
	上昇	低下
血糖調節	グルカゴン、アドレナリン、ノルアドレナリン、コルチゾールなど	インスリン
血圧調節	バソプレシン、ノルアドレナリン、アドレナリン、アルドステロン、レニンなど	アセチルコリン、カリクレインなど
カルシウム濃度調節	パラソルモン、活性型ビタミンD	カルシトニン

3 成分・機能による分類

　ホルモンは、**アミノ酸**から合成されるペプチドホルモン、**コレステロール**から合成されるステロイドホルモンなどに分類されます（図表2-11）。

　また、機能別に、図表2-12のように分類されます。

図表 2-11 成分によるホルモンの分類

成分	種類
ペプチドホルモン	バソプレシン、パラソルモン、カルシトニン、インスリン、グルカゴン、レニンなど
ステロイドホルモン	電解質コルチコイド（アルドステロン）、糖質コルチコイド（コルチゾール）、アンドロゲン、エストロゲン、プロゲステロンなど
カテコールアミン	アドレナリン、ノルアドレナリン

図表 2-12 機能によるホルモンの分類

機能	種類
ホメオスタシス維持	カテコールアミン、カルシトニン、インスリン、グルカゴン、レニンなど
抗ストレス作用	カテコールアミン、コルチゾールなど
成長促進	成長ホルモン
生殖機能調整	男性ホルモン、女性ホルモン、ゴナドトロピン（性腺刺激ホルモン）

4 消化のしくみと摂食

1 消化管の構造

消化管は、食べ物などを**外部から取り込んで、体内に栄養を吸収し、不要なものを排泄**するための器官です。

消化管は、1本の管であり、**口腔**から、**咽頭**、**食道**、**胃、小腸、大腸、肛門**へとつながります。※ 食道と胃の境界を噴門、十二指腸との境界を幽門といいます。小腸は、十二指腸、空腸、回腸に分かれます。折りたたまれている部分の上部5分の2が空腸、下部5分の3が回腸です（図表2-13）。大腸は、盲腸、結腸、直腸に分かれます。結腸は、さらに、上行結腸、横行結腸、下行結腸、S状結腸に分かれます。直腸の下端が肛門です。

※消化管の長さ
成人の場合、口腔から肛門までの消化管の長さは、約9mです。

図表2-13 消化管の構造

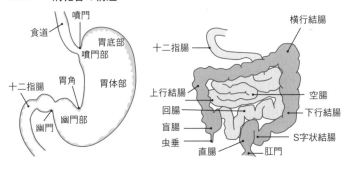

2 肝臓の働き

肝臓は、消化器系の中で最大の臓器です。※門脈と肝動

※肝臓の大きさ
成人の場合、肝臓の大きさは、約1〜1.5kgです。

脈という２つの血管がつながっていて、全身の血液の約４分の１が流れ込んでいます。肝臓には、**代謝機能、貯蔵機能、解毒作用**などさまざまな機能があります。

消化管で吸収された**栄養素は、門脈を通って肝臓に運ば**れます。

本章１で述べたように、糖質のグルコースは、肝臓でグリコーゲンに変換されて貯蔵されます。血糖が不足すると、肝臓のグリコーゲンがグルコースに分解されて血中に送り出されます。さらに不足する場合は、糖新生により、糖質以外の物質からグルコースを合成します。このように、肝臓は、**血糖の調節に重要な働き**をしています。

肝臓は、**アミノ酸からたんぱく質を合成**し、全身に送り出しています。これを、血漿_{けっしょう}たんぱく質といい、アルブミンや、血液凝固因子のフィブリノーゲンおよびプロトロンビンなどがあります。

また、肝臓は、脂質の代謝や輸送にも重要な働きをしています。肝臓で**コレステロールから合成された**胆汁酸は、胆嚢_{たんのう}で濃縮され、十二指腸に分泌されて、脂質の消化を助けます。その後、胆汁酸は、小腸で再吸収され、門脈を経て肝臓に戻ります。これを、腸肝循環と呼びます。

肝臓には、さらに、たんぱく質などの分解によって生じた有害な**アンモニアを尿素に変換**したり、**アルコールを分解**したりする働きもあります。

3 消化液の分泌調節

消化管からはホルモンが分泌され、**消化液の分泌を調節**しています。

図表 2-14 消化管ホルモンの作用

種類	機能
ガストリン	胃酸とペプシンの分泌促進
セクレチン	膵液の重炭酸ナトリウムの分泌促進、胃液の分泌抑制
コレシストキニン	膵液の酵素の分泌促進、胆嚢の収縮、オッディ括約筋※の弛緩促進、胆汁の排出促進
ソマトスタチン	インスリン、グルカゴン、消化管ホルモンなどの分泌抑制
インクレチン	インスリンの分泌促進

※オッディ括約筋
総胆管と膵管が合流して十二指腸につながる部分にある筋で、胆汁の流れを調節しています。

4 食欲と食行動の調節

　空腹は、生命維持のために備わった不快感をともなう感覚ですが、食欲は、出生以後の食経験によって形成される感覚です。心理的要因などにも影響され、個人差もあります。

　食欲や食行動は、**視床下部の摂食中枢と満腹中枢によって調節**されています。

　胃に食物が入ると、摂食中枢が抑制されます。動脈中のグルコース濃度と静脈中のグルコース濃度の差が大きいと、満腹中枢の興奮により満腹感が生じ、摂食行動が抑制されます。

　血中の遊離脂肪酸濃度が上昇すると、摂食中枢が刺激され、摂食行動が促進されます。

　また、脂肪細胞から分泌されるホルモンの**レプチン**は、視床下部の受容体に作用して、摂食を抑制します。

5 感覚と運動のしくみ

1 感覚と感覚器

　感覚には、**特殊感覚**、**体性感覚**、**内臓感覚**などがあります。特殊感覚には、**視覚**、**聴覚**、**嗅覚**、**味覚**、**平衡感覚**などがあります。体性感覚には、皮膚感覚（触覚、圧覚、温覚、冷覚、痛覚など）と深部感覚（運動感覚など）があります。内臓感覚には、臓器感覚と内臓痛覚があります。それぞれの感覚に、特定の受容器があります。

2 骨と関節

　成人の人体は、**約200個の骨で構成**されています。骨には、運動器としての働きだけでなく、**カルシウムの貯蔵庫としての働き**と造血の働きがあります。
　骨は、骨膜に覆われています。骨の内部は、海綿骨（質）と緻密骨（質）から構成されます。骨の中心は、骨髄腔と呼ばれる空洞です。

図表2-15　骨の構造

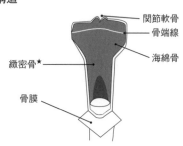

関節軟骨
骨端線
海綿骨
緻密骨★
骨膜

★緻密質の内部では、骨層板（ハバース層板）が縦に走るハバース管を同心円状に取り囲んでいます。ハバース管をつなぐ横の管をフォルクマン管といい、ハバース管と骨層板を併せて、骨単位といいます。

骨と骨は、**関節軟骨**によって連結され、**連結部分を関節**といいます。関節は、関節包に覆われ、内側に滑膜があります。関節軟骨には、**コラーゲンが豊富に存在し、関節腔**にヒアルロン酸が含まれる滑液を分泌して、**関節の動きを滑らかにしています**。なお、関節で、骨と骨が離れないように位置関係を保持しているものを、**靭帯**といいます。

骨は、**成長後も、常に、形成と吸収を繰り返しています**。★ 骨芽細胞が骨を造り（**骨形成**）、破骨細胞が骨を壊します（**骨吸収**）。

通常、骨形成と骨吸収は、バランスがとれています。骨吸収は、**パラソルモンや活性型ビタミンDにより促進**され、**カルシトニンで抑制**されます。

★上腕骨や大腿骨のような長い形状の骨（長骨）は、中央部を骨幹、両端を骨端といいます。骨端には、骨端軟骨が線維化した骨端線があり、骨の成長の跡といえます。

 骨髄による造血機能

骨の内部の**骨髄腔は、骨髄で満たされています**。骨髄には、造血細胞があります。**造血幹細胞が、赤血球、白血球、血小板へと分化し成熟**していきます。

血球を造る骨髄を、赤色骨髄といいます。血球を造らず脂肪組織に置き換わる骨髄を、黄色骨髄といいます。子どものうちは、骨髄のすべてが赤色骨髄ですが、加齢とともに黄色骨髄に変わります。また、**成人すると、血球が造られる部位も限られてきます**。

 筋肉の種類

筋肉は、随意・不随意、横紋※の有無により、**骨格筋、心筋、平滑筋**に分かれます。

※横紋
筋線維にみられる縞模様をいいます。

図表 **2-16** 筋肉の分類

種類	役割	随意・随意	横紋
骨格筋	身体を動かす筋肉	運動神経に支配され、意思で動かせる随意筋	あり
心筋	心臓を動かす筋肉	自律神経に支配され、意思で動かせない不随意筋	あり
平滑筋	消化管の蠕動運動などを行う筋肉（内臓筋）	自律神経に支配され、意思で動かせない不随意筋	なし

SUPPLEMENT 6 免疫システムの働き

1 人体の免疫システム

免疫システムとは、生体が「自己」と「非自己（＝異物）」を識別し、**異物から自己を守るシステム**です。免疫は、**一度体内に侵入した異物に対して抵抗性を身につける防御システム**です。異物に対する初期の防御システムを**自然免疫**といい、異物に対する特異的※な防御システムを**獲得免疫**といいます。

2 免疫システムに関わる器官

免疫システムに重要な役割を果たしている器官を総称して、リンパ系といいます。

図表 2-17 リンパ系器官の種類と機能

種類	機能
骨髄	すべての免疫細胞を造る
胸腺	骨髄から移動してきたT細胞※が成熟する
脾臓（ひぞう）	T細胞やB細胞※を貯蔵する
リンパ管	リンパ液が循環するネットワークをつくる
リンパ節	リンパ管の合流点となる

肝臓は、抗体（下記 3 参照）の生成などで免疫システムに関わっています。また、**腸管**は、食物などと一緒に侵入してくる細菌などに対抗する独自のリンパ系をもっています。

3 抗原と抗体

体内に侵入してきた異物を、**抗原**といいます。抗原は、**リンパ球を活性化させ、免疫システムを働かせる**もととなります。

抗原に対して、特異的に反応し分泌される化学物質を、**抗体**といいます。抗体は、**免疫グロブリン**※というたんぱく質で、図表2-18の5種類があります。

※免疫グロブリン
免疫グロブリンは、Y字型をしており、Y字型のIの部分（H鎖）の違いにより、5種類に分けられます。

※血清
血液の液体成分である血漿からフィブリノーゲンを除いたものをいいます。

図表 2-18 免疫グロブリンの種類と機能

種類	機能
免疫グロブリンG（IgG）	胎盤を通過する唯一の抗体であり、血清※中の免疫グロブリンの中で最も多い
免疫グロブリンA（IgA）	分泌型として母乳や唾液に含まれ、粘膜の感染防御に働く
免疫グロブリンM（IgM）	抗原が侵入すると最初につくられる
免疫グロブリンD（IgD）	B細胞の表面に多くみられる
免疫グロブリンE（IgE）	肥満細胞（マスト細胞）に結合し、アレルギー反応に関与する

4 体液性免疫と細胞性免疫

体内に異物が侵入すると、白血球の1つである**マクロファージ**が**異物を消化・分解**（貪食）し、**自身に取り込み**ます。マクロファージは、異物の一部を抗原として自身の細胞表面に示し認識できるようにします（**抗原提示**）。

免疫システムのうち獲得免疫は、**抗原の存在場所**によって、**体液性免疫**と**細胞性免疫**に分かれます。

分類	体液性免疫	細胞性免疫
抗原の存在場所	血清中	白血球の1つ
おもに関与する免疫細胞	B細胞	T細胞
免疫システムのしくみ	①抗原に出合ったB細胞が免疫芽細胞に変化する。また、T細胞に抗原提示する ↓ ②T細胞のサイトカインによって、免疫芽細胞がプラズマ細胞に変化する ↓ ③プラズマ細胞が抗体を産生する ↓ ④抗体が抗原を取り囲み、補体※が抗原を攻撃して破壊する	①マクロファージが抗原提示する ↓ ②ヘルパーT細胞※のサイトカインによって、T細胞に働きかける ↓ ③T細胞が攻撃力をもったキラーT細胞に変化し、異物を破壊する。T細胞が感作※され、マクロファージを活性化する

※ヘルパーT細胞
T細胞のなかでT細胞の分裂を助けたり、キラーT細胞に変化させたりする働きがあるものをいいます。

※感作
ある抗原に対して敏感な状態にすることをいいます。

※補体
抗体の働きを助ける物質をいいます。

　ヘルパーT細胞の指令を受けたB細胞は、増殖しながら抗体をつくります。このとき、**抗原を記憶したB細胞が増殖**されます。これを、**免疫記憶**といいます。

加齢にともなう変化

1 ホメオスタシスの低下

　加齢にともなって、ホメオスタシスの低下がみられます。ホメオスタシスが低下するということは、**自律神経系、内分泌系、免疫系の3つの機能が低下してバランスが崩れた状態になること**といえます。

①加齢にともなう体内成分の変化

　加齢にともない、実質細胞数が減少し、**細胞内液量が減少**します。このため、**体内水分量は減少**し、成人では体重の約60％を占めていたものが、**高齢者では体重の約50％**となります。

　また、実質細胞数が減少し、各臓器の重量も減少します。**脾臓や胸腺の細胞数減少が最も著しく、次いで、骨格筋や骨組織での細胞数減少**もみられます。これらと比較すると、**心臓、肺、脳など生命維持により重要な組織の細胞数減少は、緩やかである**といえます。

　体脂肪以外の除脂肪組織の重量が減少するので、**体重当りに占める脂肪組織の割合は、若年者に比べて高くなります**。

②加齢にともなう身体の変化と日常生活への影響

　加齢にともなうさまざまな機能の低下は、図表2-20のように、**日常生活に影響を及ぼします**。

図表 2-20 機能の変化と日常生活への影響の例

機能の変化		影響
バイタルサイン※	体温低下	・病気で発熱しにくくなる★ ・体温リズムの変化により睡眠に影響する
	脈拍の乱れ	・不整脈の頻度が増加する
	呼吸機能低下	・肺活量が低下する ・1秒率※が低下する ・残気量が増加する
	血圧の上昇	・高血圧傾向になる ・血管壁抵抗増加により収縮期血圧が上昇する ・動脈硬化進行により疾患リスクが増加する
腎機能	糸球体濾過値の低下、腎血流量の低下、尿細管再吸収能の低下	・飲んだ薬が長く体内に留まることにより薬の作用が増強する ・副作用が起こりやすくなる
嚥下・消化機能	咳反射の低下、嚥下反射の低下	・嚥下障害を起こしやすくなる ・誤嚥性肺炎を起こしやすくなる
	唾液分泌量の低下	・食欲低下により低栄養になりやすくなる ・味覚低下により濃い味付けを好み塩分過剰摂取の危険がある
	消化吸収能の低下	
	腸の蠕動運動の低下	・便秘傾向になる ・逆流性食道炎を起こしやすくなる
運動・感覚器	視力の低下	・遠方視力が低下する(老視になる) ・水晶体白濁により白内障を起こす ・黄斑変性により黄斑変性症を起こす
	聴覚の低下	・老人性難聴★を起こす ・言葉が聞き取りにくくなる
	平衡感覚の低下	・ふらつきやめまいを起こす ・転倒の危険がある
	運動神経の伝達速度の鈍化、筋力の低下	・転倒や骨折の危険がある
	骨量の減少	
	知覚神経の鈍化	・熱感や冷感が鈍化する ・感覚の鈍化により低温やけどの危険がある

★発熱の程度が弱いと、病気が見逃されてしまうことがあります。

※バイタルサイン
人間が生きている状態を示す指標で、生命徴候ともいいます。一般に、体温、脈拍、呼吸、血圧などをいいます。

※1秒率
息を深く吸って一気に吐き出したとき、最初の1秒間で吐き出した量を1秒量といい、その割合を1秒率といいます。

★老人性難聴は、高音域の難聴から始まります。

高齢者と脱水

　上記❶で述べたとおり、高齢者は、若年者に比べて体内の水分量が少なくなります。また、喉や口の渇き（口渇）も感じにくくなるので、**脱水**に陥りやすくなります。急性疾患で、**水・電解質異常をともなう**ことも多く、多臓器障害や神経・精神症状を合併することも多くなります。

図表 2-21　脱水の種類と特徴

		特徴
種類	高張性脱水 （水欠乏性脱水）	大量の水分が失われ、細胞外液の電解質濃度が上昇する
	低張性脱水 （塩欠乏性脱水）	多量の電解質が失われ、細胞外液の電解質濃度が低下する
原因の例	食事摂取不良、下痢、発熱、高血糖、消化管出血、熱中症、利尿剤服用	
症状の例	自覚症状	口渇、立ちくらみ、食欲不振、頭痛、嘔気、全身倦怠感
	他覚症状※	舌の乾燥、尿量の減少、体重の減少、日常生活動作（ADL）の低下、意識障害

※他覚症状
　第三者が客観的に確認
　できるものをいいます。

SUPPLEMENT 8 人間に必要な栄養素

1 栄養と栄養素

　生物が生存に必要な物質を摂取して生命を維持する営みのことを、栄養といいます。そして、生命を維持し生活を営むために摂取すべき物質を、栄養素といいます。摂取した栄養素は、生体内に蓄積されたり、生体内で他の栄養素に転換されたりします。食事から摂取した栄養素から、生体成分を合成することもあります。摂取する栄養素の過不足は、身体機能の障害や疾病の原因となります。

2 栄養素の分類

　栄養素は、働きなどから図表2-22のように分類できます。

①糖質の特徴

　糖質には、**グルコース**や**ガラクトース**などの単糖類、**ショ糖**や**乳糖**などの二糖類、**でん粉**や**グリコーゲン**などの多糖類があります。

　摂取した糖質は、唾液や膵液のアミラーゼ、小腸のマルターゼなどによって、グルコースなどの単糖類として吸収されます。

　糖質は、エネルギー源として利用されます。**脳や神経組織、赤血球**などにとっては**唯一のエネルギー源**となり、**グルコースのみが利用**されます。

図表 2-22 栄養素の分類と特徴

分類			特徴
五大栄養素	三大栄養素	糖質	・エネルギー源（1g=4kcal）
		脂質	・エネルギー源（1g=9kcal）
		たんぱく質	・エネルギー源（1g=4kcal） ・身体の構成成分
	ビタミン		・生体機能の調節
	ミネラル（無機質）		・身体の構成成分 ・生体機能の調節
水			・最も多い身体の構成成分（成人の場合体重の約60%） ・成人の1日の水の出納量＝約2,500㎖ ・摂取量＝飲料（約1,200㎖）＋食物（約1,000㎖）＋代謝水※ （約300㎖）＝約2,500㎖ ・排泄量＝尿（不可避尿※約500㎖＋可避尿※約1,000㎖）＋ 不感蒸泄※（約900㎖）＋糞便（約100㎖）＝約2,500㎖
第六の栄養素	食物繊維 （不溶性食物繊維・ 水溶性食物繊維）		・人間のもつ消化酵素では消化されにくい成分 ・コレステロール吸収の抑制 ・整腸作用 ・排便の促進効果（水溶性より不溶性のほうが効果が大きい）

※代謝水
エネルギー源となる栄養素が、体内で酸化分解される際に生じる水をいいます。

※不可避尿
体内の老廃物を排泄するために最低限必要な尿量をいいます。

※可避尿
摂取した水分量によって排泄を調節する尿量をいいます。

※不感蒸泄
皮膚からの蒸発や呼吸によって喪失する水分をいいます。

※補酵素
酵素に結合して、酵素の活性発現を助ける働きをする低分子の有機化合物をいいます。

　厚生労働省の「日本人の食事摂取基準」によると、エネルギー比に占める糖質の割合は、成人で約50〜65％が望ましいとされています。糖質の摂取量が少なく、エネルギーが不足している場合は、**たんぱく質がエネルギー源として利用される割合が高まります。**

　糖質は、**肝臓や筋肉にグリコーゲンとして貯蔵**されます。肝臓グリコーゲンは、必要に応じてグルコースに分解されて血糖維持に働きます。食事からの糖質摂取量が不足すると、肝臓グリコーゲン以外の物質からグルコースを産生（糖新生）し、グルコースを供給します。

　肝臓や筋肉でのグルコース貯蔵量を超えて摂取された糖質は、**脂肪組織に取り込まれ、貯蔵**されます。

　糖質の摂取量が多いと、補酵素※として代謝に関与しているビタミンB_1の必要量が増加します。

②脂質の特徴

　脂質には、脂肪酸とアルコールの化合物である**中性脂肪**などの単純脂質、**リン脂質**や**糖脂質**などの複合脂質、**コレステロール**などの誘導脂質があります。食事で摂取する脂質は、大部分が**中性脂肪**です。

　脂肪組織では、**エネルギー源として、トリアシルグリセロール（中性脂肪）を貯蔵**します。食事摂取で血糖値が上昇するとインスリン分泌が亢進し、トリアシルグリセロールの合成が促進されます。**血糖値が低下するとトリアシルグリセロールの分解が進み、遊離脂肪酸がエネルギー源として利用**されます。1g当たり9kcalの効率的なエネルギー源といえます。

　体内のコレステロールは、食事から摂取されるものと、体内で合成されるものがあります。細胞膜の構成成分、胆汁酸、ステロイドホルモン、ビタミンDの前駆体として利用されます。リポたんぱく質※である**LDLは、コレステロールを肝臓から末梢組織に運搬**します。**HDLは、末梢組織のコレステロールを肝臓に運搬**します。

　エネルギー比に占める脂肪の割合は、**成人で20%以上30%未満**が望ましいとされています。また、脂肪酸には、**飽和脂肪酸**と**不飽和脂肪酸**があります。また、人間の体内で合成できない脂肪酸を**必須脂肪酸**といい、**リノール酸、α−リノレン酸**があります。

※リポたんぱく質
複合脂質で、リン脂質、たんぱく質、コレステロールなどから構成され、水と油の両方に溶ける性質をもっています。

図表 2-23　脂肪酸の種類

分類		種類
飽和脂肪酸		酪酸、ミリスチン酸、ステアリン酸など
不飽和脂肪酸	一価不飽和脂肪酸	オレイン酸
	n−3系多価不飽和脂肪酸	DHA、EPA、α−リノレン酸など
	n−6系多価不飽和脂肪酸	リノール酸、アラキドン酸など

③たんぱく質の特徴

たんぱく質は、食物から摂取された後、胃液のペプシンなどによって分解され、**アミノ酸**として吸収されます。

人間の身体にあるたんぱく質は、**約20種類のアミノ酸**から構成されています。このうち、体内で合成できないものを**必須アミノ酸**といい、次の**9種類**があります。

> バリン、ロイシン、イソロイシン（分枝アミノ酸※）、スレオニン、リシン、ヒスチジン、メチオニン、フェニルアラニン、トリプトファン

たんぱく質は、**身体の主要な構成成分**となるほか、**酵素やホルモン**、**物質の運搬**など、生体内でさまざまな働きをします。体内では、**体たんぱく質※**の合成と分解が繰り返されています。摂取したアミノ酸と分解で生じたアミノ酸を一定量貯蔵（プール）して、必要に応じて供給することから、**アミノ酸プール**と呼ばれています。

④ビタミンとミネラルの特徴

ビタミンには、**脂溶性（A、D、E、K）**と**水溶性（B群、C）**に分類されます。**ビタミンCとビタミンEは、抗酸化作用**の働きがあります。**カルシウム代謝には、ビタミンD**が関与します。また、**ビタミンKは、血液凝固**に関与します。ビタミンB群は、おもに補酵素として働きます。**ビタミンB1は、糖質代謝に不可欠**です。

ミネラルは、**多量元素（ナトリウム、カリウム、マグネシウムなど）**と**微量元素（鉄、亜鉛、銅など）**に分類されます。

ビタミンやミネラルは、体内で合成できないか、体内にあっても微量なため、食事から摂取する必要があります。

※分枝アミノ酸
　枝分かれした炭素鎖の構造をもつアミノ酸の総称で、分岐鎖アミノ酸ともいわれます。BCAAと略称されることもあります。肝臓で代謝されず、筋肉で代謝されます。

※体たんぱく質
　体を構成しているたんぱく質です。合成と分解を繰り返し、アミノ酸に分解されたり、再びたんぱく質に合成されたりします。

52

9 エネルギー代謝

1 代謝とエネルギー代謝

　外界から取り入れた物質を変化させる過程を、**代謝**といいます。代謝には、**同化**と**異化**があります。

　同化とは、**簡単な物質から複雑な有機物を構成する過程**をいいます。異化とは、**有機物が簡単な物質に分解される過程**をいいます。異化の代表的なものに、呼吸があります。

　同化や異化の過程では、エネルギーの出入りや変化がともないます。これをエネルギー代謝といいます。

2 体内のエネルギー代謝

　私たちが生命活動に利用するエネルギーは、**食事を摂取して得た化学エネルギー**です。化学エネルギーは、外界から取り入れた熱であり、このままでは体内でエネルギーとして利用することはできません。

　そこで、高エネルギーリン酸化合物である**アデノシン3リン酸**（ATP）が重要な役割を果たしています。ATPがアデノシン2リン酸（ADP）などに分解されるとき、リン酸基の遊離とともに化学エネルギーを放出します。このエネルギーを生命活動に利用します。生成されたATPは、化学エネルギーとして**体内の物質の生合成に利用される**だけでなく、**筋肉の収縮などに利用される**機械エネルギー、**神経伝達のために利用される**電気エネルギー、**体温維持に利**

用される熱エネルギーなどとして消費されます。

 3 アデノシン３リン酸（ATP）の生成過程

　食物に含まれる栄養素は、炭水化物（糖質）は**グルコー
ス**、脂質は**脂肪酸**、たんぱく質は**アミノ酸**に分解されま
す。さらに、共通の代謝中間体である**アセチルCoA**にな
り、クエン酸回路などを経てATPを生成します。ATPの生
成には、酸素を利用する好気呼吸と酸素を利用しない嫌気
呼吸があります。酸素の有無によって生成されるATP量が
異なります。

　糖質代謝の好気呼吸の反応経路には図表２-24の３つが
あります。

図表 **2-24　好気呼吸の反応経路**

名称	反応が進行する場所	反応過程	産生されるATP
解糖系	細胞質基質	酸素のない嫌気的条件下で、グルコースからグルコース−６−リン酸を経てピルビン酸を生成する	グルコース1分子から38ATP産生
クエン酸回路	ミトコンドリアのマトリックス	ピルビン酸がアセチルCoAになり、オキサロ酢酸と結合してクエン酸回路へ入る	
電子伝達系	ミトコンドリアの内膜	酸化的リン酸化によりATPを生成する	

　酸素の供給がある場合、グルコース１分子から**38分子**
のATPが産生されます。

　酸素の供給がない場合、グルコースの代謝は解糖系のみ
で行われ、ピルビン酸から**乳酸**（疲労物質）となります。

　筋肉で生じた乳酸は、肝臓でピルビン酸によってグル
コースに合成され、筋肉に運ばれて活動時に利用されま

54

す。

　代謝が解糖系のみで行われた場合は、グルコース1分子
から、**2分子**のATPが産生されます。

　脂肪酸は、ミトコンドリア内に取り込まれて、**β酸化**に
よってアセチルCoAになり、クエン酸回路に入ります。β
酸化によってアセチルCoAが過剰になると、**ケトン体**が
生成されます。ケトン体は、**肝臓以外の組織で、エネル
ギー源として利用**されます。

4 エネルギー消費量の分類

　人間が生きていくうえで必要最小限のエネルギー量を、
基礎代謝量といいます。基礎代謝量に比較したエネルギー
消費量によって、図表2-25のように分類されます。

図表 **2-25** エネルギー消費量の分類

種類	基礎代謝量との比較	
安静時代謝量	座位で静かに休息している状態で消費されるエネルギー量	基礎代謝より高くなる
睡眠時代謝量	睡眠時に消費されるエネルギー量	基礎代謝とほぼ等しい
活動時代謝量	各身体活動の強度を示す指標	・単位時間当たりの身体活動によるエネルギー消費量を安静時代謝量の倍数で表したメッツ（METs）を用いる ・身体活動レベル（PAL）は、1日の総エネルギー消費量を基礎代謝量の倍数として表わされる

　基礎代謝量は、**筋肉量に影響**され、除脂肪体重とは正比
例の関係があります。体重1kg当たりの基礎代謝量は、
生後2～3年が最も高く、40歳以降は加齢とともに低下

します。

種類・組織	特徴	エネルギー代謝量
筋肉	クレアチンリン酸とADPからATPを合成	身体に占める割合が大きいため、エネルギーの消費量が大きい
肝臓	グルコースや脂肪を貯蔵、各組織にエネルギーを供給	安静時もエネルギーの消費量が大きい
脂肪組織	褐色脂肪組織※は、重量は少ないが、強力に熱を産生	エネルギー代謝にほとんど影響しない
脳	グルコースをエネルギー源とし、不足するとケトン体を利用	安静時も活動時もエネルギーの消費量は同じ

※褐色脂肪組織
　脂肪組織のうち、白色脂肪組織から遊離した脂肪酸を取り込んでエネルギーを燃焼させ熱を生産するものをいいます。新生児や冬眠する動物が特に豊富にもつ組織です。

SUPPLEMENT 第2章

確認問題

問題
1
人体の恒常性に関する次の記述のうち、正しいものを1つ選びなさい。

① 成人では、体重の約40％を水分が占めている。
② 腎臓の糸球体で濾過されたナトリウムなどの電解質は、尿細管では再吸収されない。
③ 浸透圧の調節は、おもにカルシウムによって行われている。
④ 腎臓から分泌されるレニンは、血圧を低下させる働きをする。
⑤ インスリンは、血糖値を低下させる働きをする。

解答欄 □

問題
2
神経伝達のしくみに関する次の記述のうち、正しいものを1つ選びなさい。

① 脳は、大脳、中脳、小脳に分けられる。
② 神経系の最小単位を、ネフロンという。
③ γ－アミノ酪酸は、脳内で神経伝達物質として働く。
④ 交感神経は、消化管運動を促進させる。
⑤ アセチルコリンは、交感神経に作用する。

解答欄 □

問題
3 **ホルモンに関する次の記述のうち、正しいものを1つ選びなさい。**

① 内分泌系の中枢は、脳下垂体にある。

② 上位のホルモンを抑制して分泌を調節するしくみを、フィードバック機構という。

③ バソプレシンは、副腎皮質から分泌される。

④ ノルアドレナリンは、血圧を低下させる働きをする。

⑤ カルシトニンは、カルシウム濃度を上昇させる働きをする。

解答欄 ☐

問題
4 **人体の構造と機能に関する次の記述のうち、正しいものを1つ選びなさい。**

① 糖新生とは、肝臓のグリコーゲンがグルコースに分解されることをいう。

② レプチンは、摂食を促進する。

③ 関節腔に分泌される滑液によって、関節の動きが滑らかになる。

④ 成人になると、すべての骨髄で血球がつくられるようになる。

⑤ 心筋は、意思で動かせる随意筋である。

解答欄 ☐

問題 **5** 免疫システムに関する次の記述のうち、正しいものを１つ選びなさい。

① 体内に侵入してきた異物を、抗体という。
② 体内に侵入した異物に対する初期の防御システムを、自然免疫という。
③ 血清中の免疫グロブリンの中で最も多いのは、IgD である。
④ 体液性免疫は、おもに T 細胞が関与する。
⑤ 胸腺は、B 細胞を成熟させる器官である。

解答欄 ☐

問題 **6** 加齢にともなう変化に関する次の記述のうち、適切なものを１つ選びなさい。

① 臓器のうち重量の減少が大きいのは、心臓である。
② 体重当たりに占める脂肪組織の割合は、若年者に比べて低くなる。
③ 拡張期血圧が上昇傾向になる。
④ 腎機能の低下で、薬の副作用が出やすくなる。
⑤ 脱水で意識障害を生じることがなくなる。

解答欄 ☐

問題 **7** 栄養やエネルギーに関する次の記述のうち、適切なものを１つ選びなさい。

① 脳は、通常、エネルギー源としてグルコースのみ利用できる。
② リノール酸は、飽和脂肪酸である。
③ 必須アミノ酸は、約20種類ある。
④ ビタミンは、体内で必要量を合成できる。
⑤ 臓器・組織別エネルギー代謝では、脂肪組織のエネルギー消費量が最も大きい。

解答欄 ☐

問題1 解答 ⑤

① × 成人では、体重の約60%を水分がで占めています。
② × ナトリウムなどの電解質は、尿細管で再吸収されます。
③ × 浸透圧の調節は、おもにナトリウムによって行われています。
④ × レニンは、血圧を上昇させる働きをします。
⑤ ○ インスリンは、筋肉や脂肪組織へのグルコース取り込みを促進し、肝臓からのグルコース放出を抑制して、血糖値を下げる働きをします。

問題2 解答 ③

① × 脳は、大脳、小脳、脳幹に分けられ、脳幹は、さらに、間脳、中脳、橋、延髄に分けられます。
② × 神経系の最小単位は、ニューロンといいます。
③ ○ 脳内で神経伝達物質として働くものには、γ－アミノ酪酸のほか、ドパミン、アセチルコリン、セロトニンなどがあります。
④ × 交感神経は、消化管運動を抑制させます。
⑤ × アセチルコリンは、副交感神経に作用します。

問題3 解答 ②

① × 内分泌系の中枢は、間脳の視床下部にあります。
② ○ フィードバック機構は、ネガティブフィードバックともいわれます。
③ × バソプレシンは、脳下垂体後葉から分泌されます。
④ × ノルアドレナリンは、血圧を上昇させる働きをします。
⑤ × カルシトニンは、カルシウム濃度を低下させる働きをします。

問題
4 解答 ③

①× 糖新生とは、<u>糖質以外の物質からグルコースを合成する</u>ことをいいます。

②× 脂肪細胞から分泌されるレプチンは、摂食を<u>抑制</u>します。

③○ 滑液には、ヒアルロン酸が含まれ、関節の動きを滑らかにします。

④× 成人になると、血球がつくられる<u>部位は限られてきます</u>。

⑤× 心筋は、意思で<u>動かせず</u>、自律神経の支配を受ける<u>不随意筋</u>です。

問題
5 解答 ②

①× 体内に侵入してきた異物を、<u>抗原</u>といいます。

②○ 異物から自己を守るためのシステムとして、初期の防御システムである自然免疫のほか、獲得免疫があります。

③× 血清中の免疫グロブリンの中で最も多いのは、<u>IgG</u>です。

④× 体液性免疫は、おもに<u>B細胞</u>が関与します。

⑤× 胸腺は、<u>T細胞</u>を成熟させる器官です。

問題
6 解答 ④

①× 臓器のうち重量の減少が大きいのは、<u>脾臓（ひぞう）や胸腺</u>などで、心臓など生命維持に重要な組織は、重量の減少が<u>緩やか</u>です。

②× 体重当たりに占める脂肪組織の割合は、若年者に比べて<u>高くなる</u>傾向にあります。

③× 加齢にともない、<u>収縮期血圧が上昇傾向</u>になります。

④○ 腎機能の低下で、薬の作用も副作用も出やすくなります。

⑤× 脱水に<u>陥りやすく</u>、意識障害を<u>生じる</u>こともあります。

①〇 脳は、通常、エネルギー源としてグルコースのみ利用できます。ただ
し、グルコースが不足すると、エネルギー源としてケトン体を利用する
ことがあります。

②✕ リノール酸は、n-6系の多価不飽和脂肪酸です。

③✕ 人間の身体にあるたんぱく質は、約20種類のアミノ酸から構成され、
このうち体内で合成できない必須アミノ酸は、9種類です。

④✕ ビタミンは、体内で必要量を合成できず、合成できたとしても微量のた
め、食事から摂取する必要があります。

⑤✕ 臓器・組織別エネルギー代謝では、グルコースや脂肪を貯蔵して各臓器
にエネルギーを供給する肝臓などのほうがエネルギー消費量が大きいで
す。

SUPPLEMENT

第 3 章

食生活と
生活習慣病

　第1章でも、生活習慣病という言葉を扱いましたが、近年、「生活習慣病」という名称は、一般に浸透したといえるでしょう。

　生活習慣病に含まれる高血圧や脳卒中、心臓病などは、以前は「成人病」と呼ばれていました。なぜ、このような名称変更が行われたのでしょうか。まずは、生活習慣病という言葉が誕生した背景を見ていきましょう。

1 生活習慣病が「怖い」といわれる理由

1 うつる病気からつくられる病気へ

　成人病から生活習慣病へと名称変更されたことは、日本の主要な死因や病気の構造の変化に深く関係しています。

　第二次世界大戦直後まで、日本の死因の第1位は結核で、第2位以降も感染症によるものが多くを占めていました。しかし、1951年には、脳卒中（脳血管疾患）が結核を抜いて死因の第1位となり、第2位以降も心臓病やがん（悪性新生物）などが多くを占めるようになりました。つまり、うつる病気からつくられる病気へと変化したのです。

　脳卒中などの病気は、**加齢にともなって引き起こされる（つくられる）**と考えられ、成人病と呼ばれるようになりました。

2 成人病から生活習慣病へ

　近年の研究により、脳卒中や心臓病、高血圧、糖尿病などの病気は、高齢になってから突然発症するものではなく、**若い頃からの生活習慣が発症や病気の進行に大きく関わっている**ことが明らかになってきました。また、成人だけでなく、**子どもにもこれらの病気と同様の症状がみられる**ようになってきました。

　そこで、1996年に、生活習慣によって引き起こされる病気の総称として、生活習慣病と名称が変更されました。

3 生活習慣と病気との関係

　食生活、運動習慣、喫煙、飲酒、ストレス、休養、睡眠★時間などの生活習慣は、健康に深く関わっています。不適切な生活習慣は、病気を引き起こします。生活習慣との関係が明らかになってきている病気には、図表3-1のようなものがあります。

★休養と睡眠は、図表3－1のような病気すべてに関連するといえます。

図表 3-1　生活習慣と関係する病気の例

生活習慣	病気の例
食生活の乱れ	2型糖尿病（本章3参照）、肥満、脂質異常症（家族性※を除く）、高尿酸血症、循環器病（家族性を除く）、大腸がん（家族性を除く）、歯周病
運動習慣の不足	2型糖尿病、肥満、脂質異常症（家族性を除く）、高血圧症
喫煙の増加	肺偏平上皮がん、循環器病（家族性を除く）、慢性気管支炎、肺気腫、歯周病、食道がん
飲酒の増加	アルコール性肝疾患、食道がん、大腸がん
ストレスの増加	心身症

※家族性
ある特定の家族家系に高い頻度で病気が発症する場合に用いられます。遺伝が関与していることが多いですが、それに限りません。

　がんは、1981年に死因の第1位となり、その後も一貫して死亡率が上昇を続けています。図表3-1にもあるとおり、**がんは生活習慣病の1つである**ととらえられています。
　生活習慣病と呼ばれる病気は、多くが生活習慣の改善により予防が可能とされています。

○：多くは予防可能なもの

種類	禁煙	健康的な食事	身体活動の増加	リスクを高める飲酒*の減少
がん	○	○	○	○
循環器疾患	○	○	○	○
糖尿病	○	○	○	○
COPD（慢性閉塞性肺疾患）	○	―	―	―

★適量の飲酒は病気を予防するという例もあります。

(出典)厚生労働省厚生科学審議会地域保健健康増進栄養部会「健康日本21(第2次)の推進に関する参考資料」平成24年7月

4 メタボリックシンドロームとロコモティブシンドローム

　生活習慣病との関連で、メタボリックシンドローム（メタボ）という言葉をよく聞くようになりました。メタボリックシンドロームに着目した特定健康診査・特定保健指導※も実施されています。

　生活習慣病との関連では、ロコモティブシンドローム（ロコモ）という言葉もあります。メタボリックシンドロームよりも認知度※は低いですが、ロコモティブシンドロームのほうが、メタボリックシンドロームよりも「怖い」ともいわれます。

　メタボリックシンドロームは、**内臓脂肪症候群**ともいいます。ロコモティブシンドロームは、**運動器症候群**ともいいます。以下、この2つの何が問題なのかを見ていきます。

①メタボリックシンドロームの問題点

　メタボリックシンドロームとは、内臓脂肪型肥満に加えて、高血糖、高血圧、脂質異常のうちいずれか2つ以上を併せもった状態をいいます。

　内臓脂肪が増え過ぎると、糖尿病や高血圧症、脂質異常

※特定健康診査・特定保健指導
2008年4月から医療保険者に実施が義務づけられた健康診査・保健指導です。40歳以上75歳未満の被保険者・被扶養者が対象です。

※ロコモティブシンドロームの認知度
厚生労働省の「健康日本21（第2次）の推進に関する参考資料」によると、ロコモティブシンドロームの認知度は、2012年では17.3%です。2022年度までに認知度80％が目標に掲げられています。

症などの生活習慣病を引き起こしやすくなるといいます。また、血糖、血圧、脂質がやや高い状態が併存することで、動脈硬化が進行します。動脈硬化は、脳卒中や心臓病といった命にかかわる病気につながります。

内臓脂肪型肥満は、水面下にかくれた大きな氷山にたとえられ、高血糖、高血圧、脂質異常は、氷山の一角といえます（図表3-3）。病気を予防するためには、氷山全体を小さくする必要があります。

図表3-3 メタボリックシンドロームの概念図

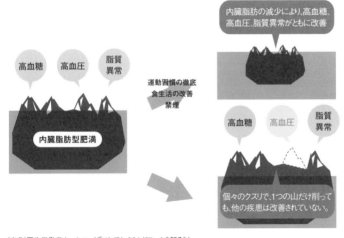

(出典)厚生労働省ホームページ「メタボリックシンドロームを知ろう」
(http://www.mhlw.go.jp/bunya/kenkou/metabo02/kiso/question/index.html)

図表3-4 メタボリックシンドロームの判定基準

腹囲（内臓脂肪の蓄積）		
男性85cm以上、女性90cm以上（腹部CT検査の内臓脂肪面積が100c㎡以上に相当）		
血中脂質※	血圧※	血糖
中性脂肪値 150mg／dl以上 HDLコレステロール値 40mg／dl未満	収縮期血圧値 130mmHg以上 拡張期血圧値 85mmHg以上	空腹時血糖値 110mg／dl以上

※いずれかまたは両方

メタボリックシンドロームの判定基準は、図表3-4の
とおりです。内臓脂肪の蓄積に加えて、①他の3項目のう
ち2項目以上に該当する、②薬物治療を受けている場合
（①②のいずれかまたは両方の場合）に診断されます。な
お、 血圧や血糖は、高血圧、糖尿病（高血糖）の単独の
診断基準より低い数値が基準として設定されています。

②ロコモティブシンドロームの問題点

　ロコモティブシンドロームとは、骨や関節、筋肉、動き
の信号を伝える神経などが衰えて、立つ、歩くといった動
作が困難になり、要介護や寝たきりになること、または、
そのリスクが高い状態のことです。

　原因は、変形性関節症、骨粗鬆症、関節リウマチ、脊柱
管狭窄症などの運動器自体の病気だけではなく、加齢によ
る運動器機能の低下もあります。

図表3-5　ロコモティブシンドロームの概念図

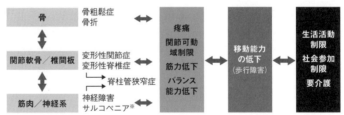

（出典）ロコモ チャレンジ！　推進協議会ホームページ「『ロコモ』を知ろう」
（https://locomo-joa.jp/locomo/01.html）

　厚生労働省の2013年の「国民生活基礎調査」によると、
介護が必要となった原因として、要支援者では、「関節疾
患」が最も多くなっています。要介護者も、「脳卒中」と
「認知症」に次いで、「高齢による衰弱」「関節疾患」「骨
折・転倒」が上位を占めています。

5 国民病と呼ばれる生活習慣病

　メタボリックシンドロームやロコモティブシンドローム
を含めた生活習慣病は、患者や予備群が増加しており、**寝
たきりや要介護状態の原因**となったり、**健康寿命を短縮す
る**ことになったり、早急の予防対策が重要であり、国民病
とも呼ばれています。

　このため、健康日本21（第2次）※など国全体としての
取り組みが進められています。しかし、生活習慣病は、各
自が生活習慣を改善することで予防が可能であり、一人ひ
とりの意識と行動がリスクを減らすために重要です。

6 平均寿命と健康寿命の差

　健康寿命とは、**日常生活に制限のない生存期間**をいいま
す。つまり、寝たきりになったり、介護が必要になった
り、医療機器を使用することで活動が制限されていたりと
いったことなく生活している期間です。

　平均寿命と健康寿命との差は、**日常生活に制限のある不
健康な期間**、つまり、何らかの医療や介護を必要とする期
間ということができます。

　厚生労働省の『令和2年版厚生労働白書』によると、平
均寿命と健康寿命の差は、2016年では、男性8.84年、女
性12.35年となっています。疾病予防と健康増進、介護予
防などによって、**平均寿命と健康寿命の差を短縮すること**
が重要です。そのためには、メタボリックシンドロームや
ロコモティブシンドロームを含めた生活習慣病を予防する
ことで、健康寿命を延ばすことが必要です。

※健康日本21（第2次）
　健康増進法に基づき策
　定される「国民の健康
　の増進の総合的な推進
　を図るための基本的な
　方針」であり、「21世紀
　における第2次国民健
　康づくり運動」として、
　2013年度から2022年度
　までを対象期間とする
　国民運動です。

2 高血圧・肥満と リスク要因

1 高血圧とリスク要因

　動脈にかかる圧力を、血圧といいます。血圧には、血液を送り出すときの**収縮期血圧（最高血圧）**と、血液が流れ込むときの**拡張期血圧（最低血圧）**があります。

　日本高血圧学会による「高血圧治療ガイドライン2014」では、診察室血圧は、収縮期血圧140mmHg以上、または、拡張期血圧90mmHg以上を高血圧としています。★

　高血圧の90％以上は、原因不明のものである**本態性高血圧**です。高齢者は、動脈硬化の影響で収縮期血圧が高くなる傾向があります。厚生労働省の2019年「国民健康・栄養調査」の結果によると、収縮期血圧が140mmHg以上の成人の場合は、男性約30％、女性約25％でした。

　高血圧を放置しておくと、心臓や血管に負担がかかり、心臓肥大や動脈硬化を引き起こします。本章1でも述べたとおり、動脈硬化は、虚血性心疾患や脳卒中など命にかかわる病気につながります。

2 肥満と脂質異常

①脂肪の蓄積と肥満

　体内の余ったエネルギーは、脂肪に変換されて蓄積されます。脂肪細胞は、全身に分布していますが、特に、皮下組織と内臓に多く存在します。**脂肪が過剰に蓄積された状態**を、肥満といいます。肥満には、皮下脂肪型肥満と内臓

★家庭血圧は、収縮期血圧135mmHg以上、拡張期血圧85mmHg以上を高血圧としています。診察室血圧の測定値と開きがある場合、家庭血圧を優先することとされています。

脂肪型肥満があります。

皮下脂肪型肥満より、**内臓脂肪型肥満のほうが、動脈硬化のリスクが高い**といわれます。

図表3-6 皮下脂肪型肥満と内臓脂肪型肥満

種類	特徴
皮下脂肪型肥満	・下半身肥満で洋梨型といわれる ・女性に多い
内臓脂肪型肥満	・上半身肥満でりんご型といわれる ・男性に多い

肥満には、過食や運動不足などによる単純性肥満と、何らかの疾患が原因となる症候性肥満があります。多くは単純性肥満であり、**幼児期や学童期の肥満は、成人期の肥満に移行しやすく**なっています。

②肥満の判定基準

肥満度を判定する指標の1つに、BMIがあります。日本肥満学会は、BMIを用いた判定基準として、図表3-7のように示しています。

図表3-7 肥満の判定基準

BMI＝体重(kg)÷身長(m)×身長(m)

標準＝22

やせ	普通	肥満
18.5未満	18.5以上25未満	25以上

また、日本肥満学会は、肥満関連代謝性疾患※として、次の8つを挙げています。

※**肥満関連代謝性疾患**
肥満が発症や進行に関連するとされる病気のうち、代謝の異常や障害で起こる病気をいいます。

耐糖能障害、脂質異常症、高血圧、高尿酸血症・痛風、
冠動脈疾患、脳梗塞、脂肪肝、肥満関連腎臓病

　厚生労働省の2012年「国民健康・栄養調査」の結果に
よると、成人男性の約３割強、成人女性の約２割強がBMI
25以上で肥満とされています。
　BMIがそれほど高くなくても、内臓脂肪型肥満である場
合もあります。メタボリックシンドロームの予防のために
も、内臓脂肪を減少させることが必要です。

③脂質異常症の判定基準
　日本動脈硬化学会による「脂質異常症のガイドライン」
では、脂質異常症を中性脂肪値、LDLコレステロール値、
HDLコレステロール値から診断しています。

図表 3-8 脂質異常症の判定基準

中性脂肪値	150mg／dl以上
LDLコレステロール値	140mg／dl以上
HDLコレステロール値	40mg／dl未満

SUPPLEMENT

3 糖尿病とリスク要因

1 糖尿病の判定基準

　インスリンの分泌不足または作用不足により、代謝異常が起こり高血糖状態が続くものを、糖尿病といいます。日本糖尿病学会による「科学的根拠に基づく糖尿病診療ガイドライン（2013年）」では、図表3-9の場合を糖尿病と診断しています。

図表3-9　糖尿病の判定基準

種類	基準値
早朝空腹時血糖値	≧126mg／dl
75gOGTT2時間値	≧200mg／dl
随時血糖値	≧200mg／dl
HbA1c値★	≧6.5％（NGSP）〔≧6.1％（JDS値）〕

2 糖尿病の特徴

　糖尿病の典型的な症状としては、口渇、多飲、多尿、体重減少などがあります。1型糖尿病と2型糖尿病があり（図表3-10）、**生活習慣病といわれるのは、2型糖尿病**です。

　糖尿病の治療には、**食事療法、運動療法、薬物療法**が用いられます。

★2012年4月1日より、HbA1cの値はNGSP（National Glycohemoglobin Standardization Program）値を使用し、JDS（Japan Diabetes Society）値を併記することとされました。2014年からは、NGSP値のみを使用することとされています。NGSP値は、国際的に広く使用されている標準値です。JDS値は、日本で使用されている日本糖尿病学会による値です。

図表3-10　1型糖尿病と2型糖尿病

種類	1型糖尿病（インスリン依存型）	2型糖尿病（インスリン非依存型）
インスリンとの関係	インスリンの分泌が絶対的に欠乏する	インスリンの作用不足・分泌不足などで相対的に不足する
原因	自己免疫が関与していると考えられる	遺伝的素因に、肥満、過食、運動不足などの生活習慣の乱れが加わって起きる
発症	急激に発症し、若年者に多い	緩やかに発症し、成人以降に多い

3　糖尿病の合併症

　糖尿病の初期は、**自覚症状がない**ことも多く、気づかないうちに合併症を発症し、進行していることもあります。また、糖尿病患者は、健常者に比べて、免疫力の低下などから**感染症にかかりやすく、重症化しやすい**ということが知られています。

　糖尿病の**三大合併症として、腎症、網膜症、神経障害**があります。

図表3-11　糖尿病の三大合併症の特徴

種類	特徴
糖尿病性腎症	人工透析を導入する場合が増加している
糖尿病性網膜症	重症になると失明する場合もある
糖尿病性神経障害	足指の壊疽などが生じ、重症になり切断が必要な場合もある

悪性新生物（がん）と リスク要因

SUPPLEMENT

4

1 日本の悪性新生物（がん）の発生状況

　悪性新生物（がん）について死亡数・死亡率を部位別にみると、男性では、**肺がん**の上昇傾向が著しく、1993年に胃がんを上回って第1位となっています。女性では、大腸がんと肺がんの上昇傾向が続き、**大腸がん**は2003年に胃がんを上回って第1位となっています。がんの発症率（罹患率）は、**男女とも50歳代くらいから増加**し、高齢になるほど高くなります。死亡率はおおよそ**60歳代から増加**します。罹患率は、30歳代後半から40歳代では、女性が男性よりやや高く、60歳代以降では、罹患率・死亡率ともに男性が女性より非常に高くなっています。罹患率・死亡率ともに、男性では、40歳以上は**消化器系（胃、大腸、肝臓）のがん**が多くを占めますが、70歳以上は消化器系のがんは減少し、**前立腺がんと肺がん**の割合が増加します。女性では、40歳代は**乳がん、子宮がん、卵巣がん**が多くを占めますが、高齢になるほど減少し、**消化器系のがんと肺がん**の割合が増加します。

2 がんの発生と増殖のメカニズム

　がんは、細胞のなかの**遺伝子（DNA）が何らかの作用で損傷を受けて発症する**と考えられています。遺伝子は、傷つけられて変異し、分裂を亢進して増殖する**がん遺伝子**の動きは活発になります。反対に、分裂を抑制しようとす

るがん抑制遺伝子の動きが抑制され、細胞分裂の正常なコントロールが失われます。このとき、無限に増殖しようとする細胞を、**がん細胞**といいます。遺伝子に変異を引き起こすものを、**イニシエーター**といい、活性酸素※、発がん物質、がんウイルスがあります。イニシエーターが作用した細胞は、発がんプロモーターというものにより、がん細胞化を促進します。**発がんプロモーター**の活動を抑制するためには、ビタミンAやビタミンAの類似物質であるβ-カロテン、リコピンなどが有効であることが、研究により明らかになっています。

※活性酸素
　フリーラジカルともいいます。本来はペアになる電子が欠けていて、他の物質から電子を奪おうとして酸化を引き起こします。酸化とは、さびつき現象といえ、機械のさびが不具合をもたらすのと同様に、細胞や組織のさびが正常な活動を阻害します。

図表3-12　部位別がんと生活習慣の関連

部位	リスク要因となる生活習慣
食道がん	喫煙、飲酒、熱いものを飲んだり食べたりする食習慣 ※扁平上皮がんが多い
胃がん	ヘリコバクター・ピロリ※感染、喫煙、高塩分食品を好む食習慣 ※早期がん治療後の経過がよい
大腸がん	過体重、肥満、飲酒、加工肉（ベーコン、ハム、ソーセージなど）を好む食習慣 ※運動に予防効果がある ※食生活の欧米化で、結腸がんが増加傾向にある
肝がん	B型肝炎ウイルスの持続感染※、C型肝炎ウイルスの持続感染 ※肝硬変の合併が多い
膵がん	喫煙 ※特徴的な症状がなく、早期発見が困難である ※治療後の経過が悪い
肺がん	喫煙、アスベスト、砒素、放射線、ディーゼル排ガス ※腺がんが多い
乳がん	初経の早さ、閉経の遅さ、出産歴なし、初産年齢の遅さ、授乳歴なし
子宮がん	ヒトパピローマウイルスの感染（子宮頸がんの場合）
前立腺がん	高齢 ※腫瘍マーカー（PSA）の普及により早期発見が容易になった
皮膚がん	強烈な太陽光線（紫外線）、大量の放射線

※ヘリコバクター・ピロリ
　ピロリ菌とも呼ばれ、胃の中に生息する細菌です。胃がんのほかに、慢性胃炎や胃潰瘍、十二指腸潰瘍の原因となることがわかっています。

※持続感染
　特定のウイルスに慢性的に感染していることをいいます。

心疾患・脳血管疾患と リスク要因

1 心疾患の種類と特徴

①虚血性心疾患の特徴

心疾患（心臓病）による死亡の約4割は、虚血性心疾患によるものです。虚血性心疾患とは、血液循環が不足（虚血）し、心臓の酸素が不十分となって起きる心疾患です。虚血性心疾患も、**動脈硬化が原因**となる場合が多いです。

図表 3-13　虚血性心疾患の種類と特徴

種類	特徴		
狭心症	・心筋虚血を来し、数分～15分続く胸痛が起きる ・ニトログリセリン舌下投与※の効果がある	労作性狭心症	運動時、階段の昇降時などに心筋虚血が起きる
		安静時狭心症	安静時に冠動脈が痙攣・収縮して心筋虚血が起きる
心筋梗塞	・心筋が壊死し、30分以上続く胸痛が起き、重大な不整脈やショックが起きる ・高齢者や糖尿病患者の場合胸痛を感じないことがある（無痛性心筋梗塞） ・ニトログリセリン投与の効果がない		

※舌下投与
舌の下に薬を入れて溶かし、口腔粘膜から吸収させる方法です。

②不整脈の特徴

不整脈とは、刺激伝導系の不調であり、拍動が不規則になった状態です。拍動が遅くなる**徐脈**、拍動が速くなる**頻脈**、拍動の間が空く**期外収縮**などがあります。緊急に処置が必要なものもあれば、特に治療の必要のないものもあります。不整脈のなかでも**心室細動**※は、死に到る可能性が

※心室細胞
心臓から血液を送り出す部分である心室が、不規則に痙攣して生じる不整脈です。

※AED
日本語では、自動体外
式除細動器といいます。
不整脈に対して電気
ショックを与え、心臓
の状態を正常に戻す機
能があります。音声に
従って誰でも救命が行
える装置として、駅を
はじめ、さまざまな公
共施設に設置されてい
ます。

★発作性夜間呼吸困難は、
発作時に起坐（体を起
こして座った状態）で
呼吸させると軽減しま
す。

あり、AED※が適応されます。また、**心房細動**は、高齢者に起こりやすく、**脳塞栓の原因**となります。

③心不全の特徴

心不全とは、心臓のポンプ機能が低下し、**十分な血液が送り出せない状態**です。

図表3-14　心不全の種類

区分	種類
左心不全	肺鬱血、発作性夜間呼吸困難★、肺水腫、レニン・アンギオテンシン・アルドステロン系（2章1参照）活性化
右心不全	鬱血（全身）、肝腫大、腹水、頸静脈怒張

2　脳血管疾患の種類と特徴

①脳血管疾患の種類

脳血管疾患は、**脳卒中**ともいわれ、脳の血管が詰まったり、破れたりすることで起こります。

図表3-15　脳血管疾患の種類と特徴

種類	特徴	種類	特徴
脳梗塞	血管が詰まる ※加齢とともに発症率が上昇する	脳血栓	脳血管が動脈硬化を起こし、血栓を生じる
		脳塞栓	心疾患で生じた血栓（心房細動など）が脳へ運ばれ、血管を詰まらせる
頭蓋内出血	血管が破れる	脳出血	高血圧症などが原因で、脳の動脈が破れる ※大脳基底核部に多くみられる
		くも膜下出血	脳の動脈瘤が破れ、くも膜下腔に血液が流れ込む ※激しい頭痛が起きる

一時的に脳の血流が悪くなり、めまいなどを起こす**一過性脳虚血性発作**を繰り返すと、脳梗塞を発症しやすいといわれます。

　頭部に外傷を受けると、脳の表面にじわじわと出血して脳を圧迫し、**数か月後に脳が障害される慢性硬膜下血腫**を発症することもあります。慢性硬膜下血腫は、外傷の程度によらず、少しの打撲で発症することもあります。**高齢者が転倒で頭部を打ち、発症することも多く**、また、外傷の記憶がないということも少なくありません。

②脳血管疾患の後遺症

　脳血管疾患では、障害された脳の部位によって、さまざまな後遺症が起きます。**寝たきりや介護が必要になる原因として、最も多く**なっています。

　脳血管疾患にみられる半身の麻痺や感覚の麻痺は、**脳の病巣と反対側**に起きます。

　大脳の優位半球※障害では、**失語症**が起きることがあります。右利きの人は、左半球が優位半球である場合が多く、左大脳半球の障害により失語症が起きることが多くなっています。

　小脳の梗塞では、**運動失調**が起きることがあります。

　脳血管疾患の後遺症で、道具の使い方や手順がわからなくなる**失行**、視力に問題がないのにものを見ても認識ができない**失認**、脳の病巣の反対側に意識が向かなくなる**半側空間無視**、そのほか、記憶障害、注意障害などの症状が生じる**高次脳機能障害★**がみられることもあります。

※優位半球
　大脳は左右の半球で機能が分かれており、一般に、言語中枢がある半球を優位半球と呼びます。

★広義には、失行、失認、半側空間無視などの認知機能障害は、高次脳機能障害に含まれます。なお、厚生労働省による診断基準では、記憶障害、注意障害、遂行機能障害、社会的行動障害の4つが挙げられています。

慢性閉塞性肺疾患(COPD)・高尿酸血症・骨粗鬆症とリスク要因

1 慢性閉塞性肺疾患（COPD）の特徴

　慢性閉塞性肺疾患とは、**肺気腫**と**慢性気管支炎**の総称です。**最大のリスク要因は喫煙**であり、長年の受動喫煙も影響します。閉塞性の換気障害により、呼吸不全が起きます。呼吸不全になると、血中酸素分圧が低下し、血中二酸化炭素分圧が上昇します。

　慢性閉塞性肺疾患では、換気効率の低下や呼吸筋力の低下などで、呼吸回数が多くなります。このため、呼吸筋を多く使うなどで、安静時エネルギー消費量（第2章9参照）が増加します。呼吸のためにエネルギーを必要とする一方で、呼吸困難で食事をしようとしても息切れを起こし食事摂取量が減るため、全身筋肉量の低下がみられます。また、**たんぱく質・エネルギー栄養障害（マラスムス型）**が高頻度でみられます。

　食事療法では、**高エネルギー・高たんぱく質食**を用います。また、肺への負担を軽減するために、呼吸商※の低い**脂質**をとります。食事を**少量頻回**とし、総エネルギー量を確保します。

2 高尿酸血症と痛風の関係

　高尿酸血症は、**尿酸の代謝異常**で起こります。高尿酸血症が長く続くと、尿酸が結晶となって関節に付着し、**痛風**の原因となります。痛風発作による関節炎は、足の親指の

※呼吸商
　糖質、脂質、たんぱく質が体内で燃焼したときの酸素消費量と二酸化炭素発生量の比をいいます。糖質1.0、脂質約0.707、たんぱく質約0.835です。

付け根に多く起こります。

　尿酸の発生原因は、プリン体です。**プリン体の過剰摂取**のほか、アルコールの過剰摂取、肥満、ストレスなどで血中の尿酸値が上昇し、高尿酸血症や痛風を引き起こします。高尿酸血症や痛風は、**中高年の男性**に多くみられます。

　また、高尿酸血症では、**痛風腎**と呼ばれる腎障害、尿路結石などの合併症がみられます。

3 骨粗鬆症と骨折の関係

　骨は、骨をつくる骨形成と、骨を壊す骨吸収を繰り返しています（第2章5参照）。骨粗鬆症は、骨形成より骨吸収の量が上回り、骨量が減少して内部の密度が低くなった状態です。**閉経後の女性**に多くみられ、転倒による骨折のリスクが高くなります。

　骨粗鬆症は、**カルシウムやビタミンＤを摂取する**、**日光を浴びる**、**適度な運動を行う**などで予防します。

　なお、転倒により起きる骨折の種類は、図表3-16のとおりです。

図表3-16　骨折の種類

種類	原因
大腿骨頸部骨折 （だいたいこつけいぶ）	転倒して膝をつく ※寝たきりの原因となる
椎体圧迫骨折 （ついたい）	転倒して尻をつく
上腕骨近位端骨折 （きんいたん）	転倒して肘をつく
橈骨遠位端骨折 （とうこつ）	転倒して手をつく

ストレスとリスク要因

1 ストレス反応のしくみ

　第2章1でも述べたとおり、生体に備わっているホメオスタシス（恒常性）の維持機能は、おもに、自律神経系、内分泌系、免疫系がバランスをとっている状態ということができます。ストレス反応とは、ストレスの原因となるもの（ストレッサー）によってこれらのバランスが崩れたときに、立て直そうとする反応です。特に、**視床下部 ― 下垂体 ― 副腎系**が重要な役割を担います。

　ストレッサーによって**視床下部が刺激**されると、**下垂体からホルモンが分泌**されたり、**副腎からホルモンが分泌**されたりと、**内分泌系や自律神経系が影響**を受けます。

　内分泌系と自律神経系の変化が、免疫系に影響して、さまざまなストレス反応を引き起こします。

　ストレス反応とは、ストレスに対して、「**闘うか、逃げるか**」という追い詰められた事態に対応するためのもの★といえます。したがって、闘ったり逃げたりすることに必要な力が最大化され、エネルギーを消費させる態勢が整えられます。反対に、闘ったり逃げたりすることに当面は必要のない力は最小化されます。

 ストレスによる身体変化

　ストレスによって、交感神経系（自律神経系）と副腎皮質ホルモン系（内分泌系）が活性化されます。

★原因となるもの（ストレッサー）に限らず、広く「ストレス」ととらえます。

交感神経が活発になると、**心拍数・心拍出量の増加、呼吸数の増加、血圧の上昇、血糖値の上昇、筋肉の緊張**などがみられます。一方、胃腸運動、唾液の分泌、消化液の分泌は抑制されます。

　ストレス反応を時間の経過とともにみていくと、図表3-17のとおりです。

図表3-17　ストレス反応の経過

時期		特徴
①警告反応期	ショック相	・突然ストレッサーにさらされショックを受ける ・体温・血圧・血糖値などが低下する ・神経系の活動が抑制される ・血液が濃縮する ・消化管に潰瘍が生じる
	反ショック相	・ショックから立ち直りショック相と反対の反応を示す ・体温・血圧・血糖値などが上昇する ・神経系の活動が開始される ・筋肉の緊張が高まる
②抵抗期		・ストレッサーに対して安定した反応を示す ・ストレッサーと生体のバランスがとれている
③疲憊期		・ストレス状態が持続し、生体が適応状態を維持できず破綻する

　ストレスは、**あらゆる生活習慣病の引き金**となります。ストレスを上手にコントロールし、ストレスと付き合っていくことが重要です。

アレルギーと
リスク要因

1 アレルギーの分類

　アレルギーは、**免疫システムが過剰に働いたり、不適切な状態で働いたりする**ことで、正常な細胞や組織を障害したものです。アレルギーは、**過敏症**ともいわれ、発生のしくみによって4種類に分かれます。

図表3-18　アレルギーの種類と特徴

型	反応	発生のしくみ	症状
I型	即時型 アナフィラキシー反応	遊離したヒスタミンなどの活性物質が作用する	アナフィラキシーショック、アトピー、腸管アレルギー、アレルギー性鼻炎
II型	細胞障害性反応	自己抗体ができ、細胞を障害・破壊する	溶血性貧血、再生不良性貧血、血小板減少症、橋本病
III型	免疫複合体反応	免疫複合体ができ、遊離したタンパク質分解酵素や活性物質が組織を障害する	血清病、全身性エリテマトーデス、糸球体腎炎、薬物アレルギー
IV型	遅延型 細胞性免疫反応	感作リンパ球が直接抗原に作用する、遊離したサイトカインが作用する	ツベルクリン反応、接触性皮膚炎、同種移植拒絶

2 I型アレルギーの特徴

　I型アレルギーは、反応のしかたから**即時型**と呼ばれます。図表3-19のような経過があり、症状を引き起こします。

　I型アレルギーであると考えられる症状には、図表3-

20のようなものがあります。

図表 3-19 I型アレルギー反応の経過

①花粉、ホコリ、カビなどアレルギーの原因となるもの（アレルゲン）をもった
異物が侵入し、IgE抗体（第2章6参照）がつくられる

② IgE抗体が、多核性白血球の一種である肥満細胞（マスト細胞）や好塩
基球に吸着する

③アレルゲンがIgE抗体と反応し、ヒスタミン、セロトニン、ロイコトリエンなど
の化学伝達物質が放出される

④上記③の化学物質により、各種の症状が現れる

図表 3-20 I型アレルギーの症状の例

種類	特徴
花粉症	・花粉がアレルゲンとなる ・くしゃみの頻発、多量の鼻水、鼻づまりといったアレルギー性鼻炎の症状が出る ・目のかゆみ、涙目などもみられる
食物アレルギー	・子どもに多く起きる ・食後15分〜半日程度の短時間で反応が出る ・目の腫れ、かゆみ、湿疹、じん麻疹、口のかゆみ、咳、くしゃみ、鼻水、腹痛、下痢などの症状が出る ・血圧低下、喘息、呼吸困難など、深刻なアナフィラキシーショックに陥ることもある ・卵、牛乳、小麦、そば、落花生★などが原因となる
アトピー性皮膚炎	・免疫細胞の活性化、あせもや日焼けなどによるかゆみが原因となることが多い ・患部をかくことで角質層が破壊され、炎症がさらに拡大する★ ・非常にかゆみをともなう湿疹ができやすい体質は、アトピー性体質と呼ばれる

★卵、牛乳、小麦、そば、落花生、えび、かにを含む食品には、アレルギー物質を含むものとして、表示が義務づけられています。

★治療薬として、ステロイド外用薬が用いられます。

3段階で行う
生活習慣病の予防

1 健康と病気の概念

①健康の定義

※WHO憲章
1946年、世界保健機関（WHO）が設立される際に採択された憲章です。

　世界保健機関によるWHO憲章※（1946年）では、健康を次のように定義しています。

> 健康とは、病気でないとか、弱っていないということではなく、肉体的にも、精神的にも、そして社会的にも、すべてが満たされた状態にあること

　近年では、病気は必ずしも健康と対立するものではなく、**病気との共存・共生も「健康」の1つのかたちである**ととらえられるようになってきています。★

★たとえば、「一病息災」という四字熟語もあります。病気を経験したことがあったり、持病をもっていたりするほうが、病気の経験のない人より健康に注意し、かえって長生きできるという意味です。

②病気の治療方法

　治療には、病気の原因そのものを取り除く**原因療法**と、病気の症状を緩和させたり、病気にともなう苦痛をやわらげたりする**対症療法**があります。

　また、手術などで病変部位を完全に取り除く**根治療法**と、病変部位を残しながら治癒させる**保存療法**に分けることもあります。

　さらに、治療内容からは、図表3-21の3種類に分けられます。

図表3-21 病気の治療内容の種類

種類	内容
薬物療法	薬物を用いる
食事療法	食事内容・栄養摂取方法を見直す
運動療法	適度な運動を行う

　生活習慣病では、**食事療法、運動療法が優先**され、それらによる改善が困難な場合に薬物療法を用いることが多いといえます。

2　病気の予防

　病気と診断されてから治そうとする医学を治療医学といい、病気になるのをあらかじめ防ごうとする医学を予防医学といいます。予防医学では、**狭義の予防だけでなく、悪化や再発の防止も含めた広い概念**でとらえています。

①予防の3段階

　病気の予防には、**一次予防、二次予防、三次予防**の3段階があります。

図表3-22　予防の3段階の内容

種類	目的	内容の例
一次予防	健康の増進、発病の予防	生活習慣の改善、健康教育の推進、予防接種
二次予防	病気の早期発見、早期治療	定期健康診断、各種検診
三次予防	病状の進行防止、再発防止、社会復帰の支援	治療法の改善、リハビリテーション

これまでは健康診断の受診による病気の早期発見・早期治療という二次予防が中心でしたが、生活習慣と健康・病気との関連が明らかになりつつあること、さらに、高齢社会が進行していることなどから、**一次予防の重要性**が強調されるようになってきました。

②非感染性疾患（NCD）の予防

　がん、循環器疾患、糖尿病、慢性閉塞性肺疾患（COPD）など、慢性疾患の発症や悪化は、個人の意識と行動だけでなく、個人を取り巻く社会環境による影響が大きいといえます。

　これらの疾患については、単に保健分野だけでなく、地域、職場といった環境要因、経済的要因などの幅広い視点から包括的に施策を展開し、社会として健康リスクを減らしていこうとする非感染症疾患（NCD）対策の考え方が、国際的にも主流となってきています。

③病気予防の具体例

a. 一次予防

　栄養・食生活、身体活動・運動、休養、飲酒、喫煙、歯・口腔（こうくう）の健康などに関する生活習慣や生活環境を改善し、免疫力を高めます。また、予防接種で病気を防ぎます。「健康」や「病気」に関する正しい知識を増やします。

b. 二次予防

　身体の声に耳を傾け、わずかな不調やいつもと違うことから、発生した病気を早く見つけ、治療を開始します。定期的に健康診断をしたり、各種検診を受診したりなど、早期発見に努めます。

c. 三次予防

　病気を進行・悪化させないことと、QOL※を向上させる

※ QOL
　生活の質（クオリティオブライフ）または生命の質のことをいいます。

ことを目標にします。後遺症を予防したり、再発を防止し
たりします。リハビリテーションなどを行い、スムーズな
社会復帰を目指します。

食生活改善でできる健康管理

1 食の重要性

私たちが生きていくために必要な栄養素は、毎日の３度の食事から摂取することが基本です。

特に、体内で必要量を合成できない栄養素（第２章8参照）は、食品から摂取して、必要量を確保しなければなりません。

私たちが生命を維持したり、何らかの活動を行ったりするときには、エネルギーが必要です。毎日消費するエネルギー量（cal）を食品から摂取して、補給することも重要です。

エネルギーや栄養素は、**不足すると欠乏症（病気）を引き起こし**たり、身体の不調をもたらしたりしますが、反対に、**過剰に摂取すると健康障害を招く**こともあります。

健康の維持・増進や生活習慣病の予防・重症化予防のためには、毎日・毎回の「食」で、何をどれだけ摂取するかが非常に重要です。

2 食事による摂取量の基準

※「日本人の食事摂取基準（2010年版）」2010 ～ 2014年度を対象とするもので、現在、2015 ～ 2019年度で使用する「日本人の食事摂取基準（2015年版）」の策定が検討されています。

何をどれだけ摂取するか、つまり、エネルギーや各栄養素をどのくらい摂取すればよいかの基準を示すものとして、「日本人の食事摂取基準」があります。厚生労働省より、５年ごとに公表されるもので、2014年現在は、「日本人の食事摂取基準（2010年版）」※ が使用されています。

「日本人の食事摂取基準」では、エネルギーと34種類の栄養素について、基準値が設定されています。

図表 3-23 エネルギーと栄養素の内容

分類		設定項目
エネルギー		エネルギー
たんぱく質		たんぱく質★
脂質		脂質、飽和脂肪酸、n-6系脂肪酸、n-3系脂肪酸、コレステロール★
炭水化物		炭水化物、食物繊維
ビタミン	脂溶性ビタミン	ビタミンA、ビタミンD、ビタミンE、ビタミンK
	水溶性ビタミン	ビタミンB1、ビタミンB2、ナイアシン、ビタミンB6、ビタミンB12、葉酸、パントテン酸、ビオチン、ビタミンC
ミネラル	多量ミネラル	ナトリウム、カリウム、カルシウム、マグネシウム、リン
	微量ミネラル	鉄、亜鉛、銅、マンガン、ヨウ素、セレン、クロム、モリブデン

★「日本人の食事摂取基準（2015年版）」では、エネルギー産生栄養素バランスとして、たんぱく質、脂質、炭水化物の目標量の範囲と中央値が設定されることとなりました。

★コレステロールについては、2015年版では、目標量は設定されないこととなりました。

「日本人の食事摂取基準」で設定されている指標は、エネルギー1種類、栄養素5種類です。

図表 3-24 エネルギーと栄養素の指標

分類	指標	内容
エネルギー	推定エネルギー必要量	エネルギー摂取の過不足の回避を目的とする指標★
栄養素	推定平均必要量	栄養素摂取の不足の回避を目的とする指標 ※日本人の半数が必要量を満たす量
	推奨量	推定平均必要量の補助を目的とする指標 ※日本人のほとんどが充足している量
	目安量	一定の栄養状態を維持するのに十分な摂取量 ※目安量以上を摂取している場合、不足のリスクがほとんどない量
	耐容上限量	栄養素摂取の過剰の回避を目的とする指標 ※過剰摂取による健康障害を回避する量
	目標量	現在の日本人が当面の目標とすべき摂取量 ※目標量を摂取することで、生活習慣病を予防する量

★「日本人の食事摂取基準（2015年版）」では、エネルギーの摂取量および消費量のバランスの維持を示す指標としてBMI（体格）が採用されることとなりました。

★食事摂取基準は１日当たりを単位とした表現をしていますが、１日の間に限定するものではありません。１日当たりを単位として、習慣的な摂取基準を示しています。

具体的な基準値は、年齢区分やライフステージによって異なります。★

 3 **バランスのよい食生活とは**

①日本型食生活

栄養バランスに優れた食生活として、日本型食生活が見直されています。それでは、日本型食生活とはどのようなものでしょうか。次の①～④のうち、日本型食生活について正しい説明を選んでください。

---

①平安時代の１日２食の食生活

②戦国時代の玄米や雑炊を中心とした食生活

③第二次世界大戦前の白米と野菜を中心とした肉の少ない食生活

④昭和50年代の白米を中心とし肉や野菜のある食生活

正解は、④です。日本型食生活とは、日本の気候風土に適した**白米（ご飯）を中心に、肉や魚、野菜、海藻、豆類などの多様な主菜・副菜（おかず）を組み合わせる食事**のことで、昭和50年代くらいの日本の食生活を指します。ご飯を主食としながら、主菜・副菜に加え、適度に牛乳・乳製品や果物が加わった、バランスのとれた食事です。

バランスのとれた食事の目安として、エネルギー源となる三大栄養素（第２章８参照）をバランスよくとることが挙げられます。日本型食生活のＰＦＣバランス※と理想型食生活※を比較してみると、日本型食生活は理想型に近く、バランスに優れていることがわかります。

※ＰＦＣバランス
　Ｐ（Protein：たんぱく質）、Ｆ（Fat：脂質）、Ｃ（Carbohydrate：炭水化物）のエネルギーバランスをいいます。

※理想型食生活
　ＰＦＣバランスが、Ｐ＝12～13％、Ｆ＝20～30％、Ｃ＝57～68％となる食事が理想的であるとされています。

図表 3-25 日本型食生活と理想型食生活の比較

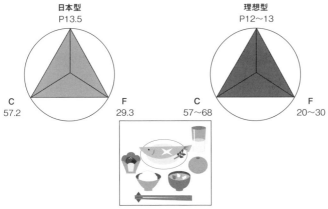

(出典) 農林水産省ホームページ「『食事バランスガイド』について」
(http://www.maff.go.jp/j/balance_guide/kakudaizu.html)

②食生活指針

　健康づくりやQOLの向上には、食生活が重要な役割を
果たします。2000年には、文部省（現・文部科学省）、厚
生省（現・厚生労働省）、農林水産省が連携し、10項目で
構成される「食生活指針」が示されました。

　自分の食生活を振り返り、図表3-26を使って、実践で
きていることといないことをチェックしてみましょう。

図表 3-26「食生活指針」の内容

指針	実践のために
食事を楽しみましょう。	・心とからだにおいしい食事を、味わって食べましょう。 ・毎日の食事で、健康寿命をのばしましょう。 ・家族の団らんや人との交流を大切に、また、食事づくりに参加しましょう。
1日の食事のリズムから、健やかな生活リズムを。	・朝食で、いきいきした1日を始めましょう。 ・夜食や間食はとりすぎないようにしましょう。 ・飲酒はほどほどにしましょう。
主食、主菜、副菜を基本に、食事のバランスを。	・多様な食品を組み合わせましょう。 ・調理方法が偏らないようにしましょう。 ・手作りと外食や加工食品・調理食品を上手に組み合わせましょう。
ごはんなどの穀類をしっかりと。	・穀類を毎食とって、糖質からのエネルギー摂取を適正に保ちましょう。 ・日本の気候・風土に適している米などの穀類を利用しましょう。
野菜・果物、牛乳・乳製品、豆類、魚なども組み合わせて。	・たっぷり野菜と毎日の果物で、ビタミン、ミネラル、食物繊維をとりましょう。 ・牛乳・乳製品、緑黄色野菜、豆類、小魚などで、カルシウムを十分にとりましょう。
食塩や脂肪は控えめに。	・塩辛い食品を控えめに、食塩は1日10g未満にしましょう。 ・脂肪のとりすぎをやめ、動物、植物、魚由来の脂肪をバランスよくとりましょう。 ・栄養成分表示を見て、食品や外食を選ぶ習慣を身につけましょう。
適正体重を知り、日々の活動に見合った食事量を。	・太ってきたかなと感じたら、体重を量りましょう。 ・普段から意識して身体を動かすようにしましょう。 ・美しさは健康から。無理な減量はやめましょう。 ・しっかりかんで、ゆっくり食べましょう。
食文化や地域の産物を活かし、ときには新しい料理も。	・地域の産物や旬の素材を使うとともに、行事食を取り入れながら、自然の恵みや四季の変化を楽しみましょう。 ・食文化を大切にして、日々の食生活に活かしましょう。 ・食材に関する知識や料理技術を身につけましょう。 ・ときには新しい料理を作ってみましょう。
調理や保存を上手にして無駄や廃棄を少なく。	・買いすぎ、作りすぎに注意して、食べ残しのない適量を心がけましょう。 ・賞味期限や消費期限を考えて利用しましょう。 ・定期的に冷蔵庫の中身や家庭内の食材を点検し、献立を工夫して食べましょう。
自分の食生活を見直してみましょう。	・自分の健康目標をつくり、食生活を点検する習慣を持ちましょう。 ・家族や仲間と、食生活を考えたり、話し合ったりしてみましょう。 ・学校や家庭で食生活の正しい理解や望ましい習慣を身につけましょう。 ・子どものころから、食生活を大切にしましょう。

(出典)厚生労働省ホームページ「『食生活指針』の策定について」
(http://www1.mhlw.go.jp/houdou/1203/h0323-1_11.html)

③食事バランスガイド

　上記②の食生活指針から、健康のために食生活で気をつけなければならないことがわかります。さらに、具体的に何をどのくらい摂取すればよいかの目安として、2005年には、厚生労働省と農林水産省が共同し、「食事バランスガイド」が策定されました。

　食事バランスガイドは、1日の食事内容の目安を、コマのイラストでわかりやすく示しています。

図表 3-27 食事バランスガイド

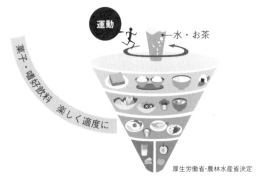

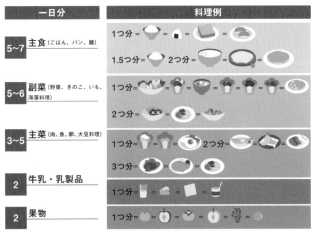

（出典）農林水産省ホームページ「「食事バランスガイド」について」
(http://www.maff.go.jp/j/balance_guide/kakudaizu.html)

健康な食生活とは

　上記❸により、**健康な食生活**とは、**バランスのとれた食生活**であるということがわかります。

　第2章1でも述べたとおり、人間には、ホメオスタシスを維持する働きが備わっています。健康であるということは、**さまざまな機能のバランスがとれた状態**であり、状態を維持するためには、**食事もバランスのとれたものである**ことが重要なのです。

SUPPLEMENT
11 食生活改善と健康寿命

1 食生活改善で健康寿命を延ばす

　本章1で述べたとおり、健康寿命とは、**健康上の問題で日常生活が制限されることなく生活できる期間**です。そして、病気になったり、身体の不調が続いたりしないためには、**必要な栄養素を過不足なく、バランスよくとることが**大切であることも、繰り返し述べてきたとおりです。

　以下、主要な栄養素ごとに、体内での働きと摂取の過剰・欠乏のリスク、多く含まれる食品などを整理していきます。

①糖質

　糖質は、穀類、イモ類、砂糖、果物などに含まれています。食物から摂取した糖質の多くは、消化・吸収された後、各細胞に運ばれ、**エネルギー源**として利用されます。同じくエネルギー源として利用される脂質に比べて、**分解・吸収が速く、即効性**があります。

　また、糖たんぱく、糖脂質、核酸などの成分となります。

　糖質が不足すると、次のような問題が起こります。

・糖質の不足→エネルギーの不足→疲れやすさ、思考
　能力・集中力の低下
・必要な糖質が食物から得られない場合→人体を構成
　する体たんぱく質や体脂肪を分解しエネルギー源に

充当→体たんぱく質の大量分解→筋肉の著しい減少

・体脂肪の大量分解→酸性物質のケトン体の増加→体
　内のpHバランスが崩れケトン血症の発症

また、糖質が過剰になると、次のような問題が起こります。

・糖質の過剰→中性脂肪として体内に蓄積→肥満

②脂質

　脂質は、炭素同士の二重結合の有無によって、飽和脂肪
酸と不飽和脂肪酸に大きく分けられます（第２章８図表２
-23参照）。

図表 3-28　脂質の種類と働き

種類	おもな働き	多く含まれる食品の例
飽和脂肪酸	・中性脂肪やコレステロールなど血液中の脂質濃度の上昇に関係する ・脂質異常症や動脈硬化と関係が深い	肉類の脂肪、バター
一価不飽和脂肪酸	・体内で酸化しにくく有害な過酸化脂質ができにくい ・HDLコレステロールを下げずに総コレステロールを下げる ・動脈硬化を予防する	オリーブ油
n-3系多価不飽和脂肪酸	・心疾患やアレルギーを予防する	青魚
n-6系多価不飽和脂肪酸	・摂取過剰になるとHDLコレステロールが低下する ・動脈硬化につながりやすい ・アレルギー疾患を悪化させる	ヒマワリ油、ゴマ油、大豆油

③たんぱく質とアミノ酸

　たんぱく質は、食品では、肉類、魚介類、豆類、卵など
に含まれています。第２章８で述べたとおり、たんぱく質
は、**約20種類のアミノ酸**から構成されます。アミノ酸の
うち、体内で合成されない**必須アミノ酸**には、図表3-29

のような働きがあります。

図表 3-29 必須アミノ酸の種類と働き

種類	おもな働き
ロイシン	肝機能の亢進
イソロイシン	成長の促進、神経機能の亢進、肝機能の亢進、筋力の強化
リシン	体組織の修復
メチオニン	抗うつ症状の効果、血中ヒスタミン濃度の低下
フェニルアラニン	鎮痛の効果、抗うつ症状の効果
スレオニン	脂肪肝の予防、成長の促進
トリプトファン	精神の安定、鎮痛の効果、催眠の効果、抗うつ症状の効果
バリン	成長の促進、肝機能の亢進、筋力の強化
ヒスチジン	成長に寄与（必須の栄養素）、神経機能のサポート

④ビタミン

第2章8でも述べたとおり、ビタミンは、**体内で必要量を合成できない**ため、**欠乏症**に注意が必要です。また、ビタミンのうち**脂溶性ビタミンは、体内に蓄積される**ため、大量に摂取した場合の**過剰症**にも注意が必要です。水溶性ビタミンは、利用されなかった分は体外に排出されるため、過剰症の心配はありません。ただし、蓄積（飲みだめ）ができないことから、**毎日一定量を摂取すること**を心がけます。

図表 3-30 ビタミンの種類と働き

	種類	おもな働き	多く含まれる食品の例	特徴
脂溶性ビタミン	ビタミンA（レチノール）	目や皮膚・粘膜の健康維持	緑黄色野菜、レバー	β-カロテンは体内でビタミンAに変換される
	ビタミンD	カルシウムの代謝	キノコ類、魚介類	紫外線により体内でも合成される
	ビタミンE（トコフェロール）	抗酸化の作用（ビタミンCとの相乗効果）、生殖機能の維持	小麦麦芽、大豆、卵	過剰症が起きにくい、不足すると溶血性貧血を引き起こす
	ビタミンK	血液の凝固、骨の健康維持	緑黄色野菜	腸内細菌により体内でも合成される
水溶性ビタミン	ビタミンB₁（チアミン）	糖質の代謝（必須の栄養素）、神経機能の維持	豚肉、米糠、卵黄、豆腐	不足すると疲れやすくなる、アルコール摂取により必要量が増加する
	ビタミンB₂	糖質・脂質・たんぱく質の代謝、過酸化脂質の分解促進	レバー、牛乳、チーズ	黄色い色素のビタミンである
	ナイアシン（ニコチン酸、ニコチンアミド）	糖質・脂質・たんぱく質のエネルギー変換、アルコールの分解（補酵素の役割）	パン、酵母、レバー、肉類、魚介類	必須アミノ酸のトリプトファンにより体内でも合成される
	ビタミンB₆	たんぱく質・アミノ酸の代謝、神経伝達物質の合成	酵母、レバー、豆類	皮膚炎を予防する
	葉酸	DNAの合成（補酵素の役割）赤血球の産生	カキ、レバー、緑黄色野菜	妊娠初期に不足すると胎児の神経管閉鎖障害リスク
	ビタミンB₁₂	DNAの合成、赤血球の産生	レバー、貝類、卵黄、魚介類	不足すると悪性貧血を引き起こす
	ビタミンC（アスコルビン酸）	コラーゲンの合成、抗酸化の作用（ビタミンEとの相乗効果）、抗ストレスホルモンの合成	野菜、果物	がんを予防する、老化を防ぐ

⑤ ミネラル

　ミネラルは、**不足するとさまざまな不調**を起こします。また、大量に摂取した場合の**過剰症**にも注意が必要です。毎日適切な量を摂取することを心がけます。

図表 3-31　ミネラルの種類と働き

種類		おもな働き	多く含まれる食品の例	特徴
ミネラル	ナトリウム	細胞機能（細胞外液）の維持	食塩、味噌、醤油	・過剰摂取により高血圧を引き起こす
	カリウム	細胞機能（細胞内液）の維持	野菜、果物	・高血圧を予防する
	カルシウム	骨や歯の形成、生理機能の調節、マグネシウムへの拮抗作用	牛乳、チーズ、小魚類	・人体内に最も多く含まれる ・マグネシウム1に対し2のバランス
	マグネシウム	カルシウムへの拮抗作用	豆類、種実類、穀類	・カルシウム2に対し1のバランス
微量元素	鉄	赤血球を形成、酸素の運搬	レバー、卵黄、糖蜜	・不足すると鉄欠乏性貧血を引き起こす
	亜鉛	たんぱく質の合成、各種代謝の酵素を形成	魚介類、肉類、レバー、種実類	・男性ホルモンを増殖させる ・不足すると味覚障害を引き起こす

 2　日本人の食生活の状況

　近年の厚生労働省「国民健康・栄養調査」の結果によると、食生活や生活習慣に関する状況は、図表3-32のとおりです。

図表 3-32 日本人の食生活の現状と目標

摂取量	現状	健康日本21（第2次）の目標
野菜摂取量	平均値300g未満	平均値350g
果実摂取量	20～40歳代では60g前後	100g未満の割合30%
食塩摂取量	平均値10g程度で推移	平均値8g
ミネラル摂取量	摂取基準と比較して、カリウム、カルシウム、マグネシウム、リン、鉄、亜鉛が不足気味	

　繰り返し述べてきましたが、生活習慣病の予防・改善・悪化防止のためには、食生活の改善が重要になります。
　なお、生活習慣病の予防・改善・悪化防止のためには、適度な運動も有効です。

図表 3-33 生活習慣病と食生活改善のポイント

種類	食生活の改善ポイント
糖尿病	・標準体重等から求めた摂取エネルギー量の範囲内で摂取する ・糖質や塩分を控え食物繊維を積極的に摂取する ・ビタミンとミネラルの不足を防ぐために多くの種類の食品を摂取する
動脈硬化症	・動物性脂肪とエネルギーおよび食塩の過剰摂取に注意する ・ドコサヘキサエン酸（DHA）を多く含む青魚などを積極的に摂取する
高血圧症	・摂取エネルギーを制限する ・塩分を控えナトリウム排泄効果のあるカリウムを多く含む野菜などを積極的に摂取する
虚血性心疾患	・動物性脂肪とエネルギーおよび食塩の過剰摂取に注意する
脂質異常症	・飽和脂肪酸やコレステロールの多い食品を控える
痛風	・内臓類やビールなどのプリン体の多い食品の過剰摂取に注意する
大腸がん	・高脂肪食やアルコールの過剰摂取に注意する
肥満	・低エネルギーで各栄養素の必要量を確保する

SUPPLEMENT 12 食生活のなかのサプリメントの役割

1 家族形態・食事習慣・食事内容の変化

　繰り返し述べてきましたが、私たちが生きていくうえで必要な栄養素は、食事として口から摂取することが基本です。しかし、生活習慣が多様化した現代社会では、すべての人が、毎日3度の食事から必要な栄養素を過不足なく摂取することは、困難になっています。

　また、核家族世帯や共働き世帯の増加など家族形態が変化し、食事習慣にも孤食※や欠食※などの影響を及ぼしています。

　食事の内容も、外食や中食※など多様化・簡便化し、食品の選択も偏りがちになってきています。

　そのような**食生活の偏りを修正する役割**を果たすのが、サプリメントです。

　サプリメントは、不足している栄養素を補ったり、過剰に摂取した栄養素を相殺したり、摂取した栄養素を効率よく活用できるようにしたり、**補助食品**として位置づけられています。次のような場合には、サプリメントを活用しましょう。

※孤食
　一人で食事をすることをいいます。

※欠食
　食事をとらないことをいいます。

※中食
　弁当や総菜など、外部の人手による調理済み食品を、自宅で食べることをいいます。

> ☑ （特定の）栄養が不足しがちである
> ☑ 食生活が偏っている
> ☑ （特定の）身体の不調を改善したい
> ☑ （特定の）身体の機能を高めたい
> ☑ （特定の）病気の症状を改善したい

　まずは、**自分の健康状態・栄養状態をよく知り、自分の身体の変化に注意し、何を欲しているのかを見極めること**が、サプリメント活用の第一歩となります。

② サプリメントの取り入れ方

　サプリメントの役割は、補助食品であり、取り入れるにあたって重要なポイントがあります。

　それは、体格に個人差があるように、何ごとにも**個人差**があるということです。たとえば、風邪についても、普段からひきやすい人、あまりひかない人、いったんひくと重症化する人などさまざまです。そのほか、体力面や健康面でも個人差があります。

　また、毎日の生活習慣や食習慣もさまざまです。同じ人であっても、状況・状態によって異なります。たとえば、睡眠不足が続いたことでいつもより疲れやすく感じたり、外食が続いたことで体重が増えたりということがあります。

　これらは、人間の身体が非常に複雑なバランスで成り立っているということを示します。

　サプリメントの情報は世の中に溢れていますが、**目的や目標を定めて計画的に取り入れる**ことが、効果を高めるために重要なポイントとなります。

確認問題

問題1 日本人の死因や病気の構造の変化と生活習慣病に関する次の記述のうち、適切なものを1つ選びなさい。

① 第二次大戦直後の我が国の死因の第1位は、脳卒中であった。

② 第二次大戦後、病気の構造は、つくられる病気からうつる病気へと変化した。

③ 脳卒中、心臓病、高血圧症、糖尿病などは、子どもにも同様の症状がみられる。

④ 糖尿病は、若い頃からの生活習慣が発症にかかわるが、脳卒中は、年を重ねてから、突然、発症すると考えられている。

⑤ 成人病と生活習慣病は、まったく異なる概念の疾患である。

解答欄 □

問題2 メタボリックシンドロームとロコモティブシンドロームに関する次の記述のうち、正しいものを1つ選びなさい。

① 特定健康診査・特定保健指導は、ロコモティブシンドロームに着目した健康診査・保健指導である。

② メタボリックシンドロームは、内臓脂肪型肥満に加え、高血圧と脂質異常を併せもった状態をいう。

③ メタボリックシンドロームの診断基準では、腹囲は、男性90cm以上・女性85cm以上としている。

④ ロコモティブシンドロームは、運動器の病気であり、加齢による運動器機能低下は原因とならない。

⑤ 厚生労働省の2013年の「国民生活基礎調査」によると、要支援者が介護が必要になった原因は、関節疾患が最も多い。

解答欄 □

問題 3 生活習慣病の予防に対する考え方に関する次の記述のうち、最も適切なものを1つ選びなさい。

① 生活習慣病でいう生活習慣には、ストレスは含まれない。

② 生活習慣病の予防はできるが、がんの予防はできない。

③ 生活習慣病の予防は、個人の意識や行動よりも社会環境による影響が大きい。

④ 活動に制限のない状態で日常生活を送れる期間を、健康寿命という。

⑤ 平均寿命と健康寿命の差は、女性よりも男性のほうが大きい。

解答欄 ☐

問題 4 高血圧と肥満・脂質異常に関する次の記述のうち、正しいものを1つ選びなさい。

① 家庭血圧では、収縮期血圧135mmHg、拡張期血圧85mmHg 以上を高血圧とする。

② 高血圧の90%以上は、原因が明らかな本態性高血圧である。

③ 内臓脂肪型肥満より皮下脂肪型肥満のほうが、動脈硬化のリスクが高いとされる。

④ BMI では、22以上が肥満と判定される。

⑤ 脂質異常症は、中性脂肪値、総コレステロール値、LDL コレステロール値から診断される。

解答欄 ☐

問題 5 糖尿病に関する次の記述のうち、正しいものを１つ選びなさい。

① 生活習慣病といわれるのは、１型糖尿病である。
② 糖尿病の典型的な症状は、口渇、多飲、多尿、体重増加である。
③ ２型糖尿病は、インスリンの分泌が絶対的に欠乏しているものをいう。
④ 糖尿病の三大合併症は、腎症、網膜症、神経障害である。
⑤ 糖尿病は、初期から自覚症状があることが多い。

解答欄 ☐

問題 6 がんに関する次の記述のうち、正しいものを１つ選びなさい。

① がんの死亡数・死亡率は、男性では、肺がんの上昇傾向が著しい。
② がんによる死亡数は、男性の場合、40歳以上では、前立腺がんと肺がんが多くを占めているが、70歳以上では、消化器系のがんの割合が増加する。
③ 大腸がんは、ヘリコバクター・ピロリが原因となる。
④ 膵がんは、早期発見でき、治療後の経過がよい。
⑤ 遺伝子に変異を引き起こしてがんを発症させるものを、プロモーターと呼ぶ。

解答欄 ☐

心疾患に関する次の記述のうち、正しいものを1つ選びなさい。

①　心疾患による死亡のうち、虚血性心疾患による死亡が約1割となっている。
②　心筋梗塞の発作には、ニトログリセリンの舌下投与が有効である。
③　心筋梗塞を発症しても、胸痛を訴えないことがある。
④　心室細動は、脳塞栓の原因となる。
⑤　発作性の夜間呼吸困難は、右心不全でみられる。

解答欄　□

脳卒中に関する次の記述のうち、正しいものを1つ選びなさい。

①　脳血管に動脈硬化が起こり血栓が生じるものを、脳出血という。
②　脳の動脈瘤が破れ、くも膜下腔に血液が流れ込んで生じるものを、くも膜下出血という。
③　一過性脳虚血発作を繰り返すと、くも膜下出血を発症しやすい。
④　慢性硬膜下血腫は、明らかな頭部外傷の直後に生じる。
⑤　脳卒中の後遺症である半身の麻痺は、脳の病巣と同じ側に生じる。

解答欄　□

問題 9 生活習慣病に関する次の記述のうち、適切なものを1つ選びなさい。

① 慢性閉塞性肺疾患では、安静時エネルギー消費量は減少する。
② 慢性閉塞性肺疾患の食事療法として、低エネルギー・低たんぱく質食をとる。
③ 痛風では、プリン体の過剰摂取により血中の尿酸値が減少する。
④ 骨粗鬆症の予防には、ナトリウムの摂取が有効である。
⑤ 骨粗鬆症では、転倒して椎体圧迫骨折を生じやすい。

解答欄 □

問題 10 ストレスに関する次の記述のうち、最も適切なものを1つ選びなさい。

① ストレスによって、自律神経の交感神経が活発になる。
② ストレスによって、成長ホルモン系が活発になる。
③ ストレス反応の抵抗期は、ショック相と反ショック相からなる。
④ ストレス状態が持続し生体が破綻する時期を、警告反応期と呼ぶ。
⑤ ストレスは、完全になくすことが重要である。

解答欄 □

問題11　アレルギーに関する次の記述のうち、適切なものを1つ選びなさい。

① Ⅰ型アレルギーは、遅延型とも呼ばれる。

② Ⅰ型アレルギーには、ヒスタミンが関与する。

③ ツベルクリン反応は、Ⅰ型アレルギーでみられる症状である。

④ アナフィラキシーショックは、Ⅳ型アレルギーでみられる症状である。

⑤ アトピー性皮膚炎は、Ⅳ型アレルギーでみられる症状である。

解答欄 □

問題12　健康と病気の概念に関する次の記述のうち、最も適切なものを1つ選びなさい。

① WHO憲章では、健康とは、肉体的にすべて満たされた状態にあることと定義している。

② 近年では、病気は健康と対立するものであるととらえられるようになってきた。

③ 治療方法のうち、病気の原因そのものを取り除く方法を、対症療法という。

④ 治療方法は、内容から、薬物療法、食事療法、運動療法に分類できる。

⑤ 生活習慣病の治療方法として、薬物療法が優先される。

解答欄 □

問題
13 病気の予防に対する考え方に関する次の記述のうち、適切なもの
を１つ選びなさい。

① 定期健康診断を受けることは、一次予防に含まれる。

② リハビリテーションを行うことは、三次予防に含まれる。

③ 病状の悪化や進行を防止することは、二次予防に含まれる。

④ 近年は、三次予防の重要性が強調されるようになってきている。

⑤ NCD 対策では、個人の意識と行動の改善が最も重要である。

解答欄 ☐

問題
14 「日本人の食事摂取基準」に関する次の記述のうち、正しいものを
１つ選びなさい。

① 農林水産省により、５年ごとに公表される。

② ５種類の栄養素について、基準値が設定されている。

③ 推定平均必要量とは、日本人の半数の人が必要量を満たす量である。

④ 目安量とは、推定平均必要量を補助する目的で設定された指標で、日本人
のほとんどの人が充足している量である。

⑤ 目標量とは、生活習慣病の治療のために目標とすべき摂取量である。

解答欄 ☐

問題 15 健康な食生活に関する次の記述のうち、適切なものを１つ選びなさい。

① PFC バランスとは、ビタミン、ミネラルのバランスのことをいう。

② 2000年に、当時の文部省・厚生省・農林水産省により示された「食生活指針」では、穀類を毎食とることを勧めている。

③ 「食生活指針」では、食塩は１日20g 未満にすることを勧めている。

④ 「食生活指針」では、夜食や間食を禁止している。

⑤ 2005年に、厚生労働省・農林水産省により示された「食事バランスガイド」では、１食で何をどれだけ食べたらよいかの目安を示している。

解答欄 □

問題 16 糖質に関する次の記述のうち、正しいものを１つ選びなさい。

① 糖質は、脂質に比べて、エネルギー源として即効性が高い。

② 糖質が不足しても、体調に影響はない。

③ 体脂肪が大量に分解されると、筋肉が著しく減少する。

④ 体たんぱく質が大量に分解されると、ケトン体が増加する。

⑤ 糖質を過剰摂取しても、体内には蓄積されない。

解答欄 □

問題
17 脂質に関する次の記述のうち、適切なものを１つ選びなさい。

① 飽和脂肪酸は、HDL コレステロール値を下げずに総コレステロール値を下げる働きがある。
② 不飽和脂肪酸は、肉類の脂肪に多く含まれる。
③ n−3系多価不飽和脂肪酸は、過剰摂取すると HDL コレステロール値が低下する。
④ n−6系多価不飽和脂肪酸は、青魚に多く含まれる。
⑤ 一価不飽和脂肪酸は、オリーブ油に多く含まれる。

解答欄 □

問題
18 たんぱく質とアミノ酸に関する次の記述のうち、最も適切なものを１つ選びなさい。

① たんぱく質は、アミノ酸のうち必須アミノ酸から構成される。
② ロイシンには、抗うつ症状作用があるとされる。
③ トリプトファンには、精神安定作用があるとされる。
④ スレオニンには、筋力強化作用があるとされる。
⑤ バリンは、血中ヒスタミン濃度を低下させる。

解答欄 □

問題
19 **ビタミンに関する次の記述のうち、適切なものを1つ選びなさい。**

① 脂溶性ビタミンは、摂取量によっては過剰症を起こすおそれがある。

② 水溶性ビタミンは、過剰に摂取し体内に蓄積しておくことができる。

③ ビタミンDは、糖質代謝に不可欠である。

④ 抗酸化ビタミンであるビタミンEは、水溶性である。

⑤ 妊娠初期にビタミンB12が不足すると、胎児の神経管閉塞障害を起こすおそれがある。

解答欄 ☐

問題
20 **ミネラルに関する次の記述のうち、適切なものを1つ選びなさい。**

① ミネラルは、摂取量によっても過剰症を起こすおそれはない。

② 人体に最も多く含まれるミネラルは、ナトリウムである。

③ マグネシウムとカルシウムの摂取量のバランスは、2対1がよいとされる。

④ カリウムは、野菜や果物に多く含まれる。

⑤ 鉄は、男性ホルモンを増殖させる。

解答欄 ☐

問題
21
食生活の改善に関する次の記述のうち、最も適切なものを1つ選びなさい。

① 厚生労働省の「国民健康・栄養調査」の結果によると、野菜摂取量の平均値は、目標の350gを超えている。
② 「国民健康・栄養調査」の結果によると、ミネラル摂取量は、摂取基準と比較して、カルシウム、マグネシウム、リンが過剰気味である。
③ 糖尿病の場合、糖質を摂取しない食事が必要である。
④ 痛風の場合、プリン体の多い食事が必要である。
⑤ 大腸がんの予防には、高脂肪食を避けることが必要である。

解答欄 ☐

問題
22
食生活とサプリメントとの関係に関する次の記述のうち、最も適切なものを1つ選びなさい。

① 必要な栄養素は、3度の食事から摂取するべきであり、サプリメントに頼ることは避けるべきである。
② 特定の栄養が不足しがちなときには、サプリメントの摂取が有効である。
③ サプリメントは、栄養素を補うものであり、病気の症状改善には用いるべきではない。
④ サプリメントの効果は、個人差が少なく、多くの場合、同じサプリメントを活用すれば同じ効果が得られる。
⑤ 「○○に効く」と話題になっているサプリメントであれば、積極的に取り入れるべきである。

解答欄 ☐

確認問題の解答・解説

解答 ③

①× 第二次大戦直後の死因の第1位は、<u>結核</u>でした。

②× 第二次大戦後、病気の構造は、<u>うつる病気からつくられる病気へ</u>と変化しました。

③○ 脳卒中、心臓病、高血圧症、糖尿病など、成人だけでなく、子どもにも同様の症状がみられるようになったことも、生活習慣病へと名称変更されたことに関係しています。

④× 糖尿病だけでなく、脳卒中も生活習慣病であり、<u>若い頃からの生活習慣が発症にかかわる</u>と考えられています。

⑤× 1996年に、成人病から生活習慣病へと名称が変更されましたが、<u>概念はほぼ同じもの</u>です。

解答 ⑤

①× 特定健康診査・特定保健指導は、<u>メタボリックシンドローム</u>に着目した健康診査・保健指導です。

②× メタボリックシンドロームは、内臓脂肪型肥満に加え、<u>高血糖、高血圧、脂質異常のいずれか2つ以上</u>を併せもった状態をいいます。

③× メタボリックシンドロームの診断基準では、腹囲は、<u>男性85cm 以上・女性90cm 以上</u>とされています。

④× 加齢による運動器機能低下も、ロコモティブシンドロームの<u>原因となります</u>。

⑤○ 要支援者が介護が必要になった原因は、関節疾患が最も多く、また、要介護者が介護が必要になった原因も、脳卒中、認知症に次いで上位を占めています。

問題
3 解答 ④

① × ストレスは、<u>不適切な生活習慣であり</u>、心身症などの生活習慣病を引き
起こします。

② × がんも生活習慣病の 1 つととらえられ、生活習慣の改善で<u>予防ができる</u>
とされています。

③ × 社会環境よりも、<u>個人の意識と行動による影響</u>のほうが大きいといえま
す。

④ ○ 寝たきりになったり、介護が必要になったり、医療機器を使用したりな
ど、活動が制限されることのない期間を、健康寿命といいます。

⑤ × 平均寿命と健康寿命の差は、2010年では、男性9.13年・女性12.68年
と、男性よりも<u>女性のほうが大きい</u>です。

問題
4 解答 ①

① ○ 診察室血圧では、収縮期血圧140mmHg、拡張期血圧90mmHg 以上を
高血圧とします。

② × 高血圧の90％以上は、<u>原因不明の本態性高血圧</u>です。

③ × 皮下脂肪型肥満より<u>内臓脂肪型肥満</u>のほうが、<u>動脈硬化のリスクが高い</u>
とされています。

④ × BMI では、<u>25以上</u>が肥満と判定されます。

⑤ × 脂質異常症は、中性脂肪値、LDL コレステロール値、<u>HDL コレステ
ロール値</u>から診断されます。

問題
5 解答 ④

① × 生活習慣病といわれるのは、<u>2 型糖尿病</u>です。

② × 糖尿病の典型的な症状は、口渇、多飲、多尿、<u>体重減少</u>などです。

③ × 2 型糖尿病は、インスリンの作用不足あるいは分泌不足などで<u>相対的に</u>
欠乏しているものをいいます。

第 3 章　食生活と生活習慣病　　117

④○ 糖尿病は、腎症で人工透析を導入することになったり、網膜症で失明したりという危険性があります。

⑤× 糖尿病は、初期には<u>自覚症状がない</u>ことが多く、気づかないうちに進行していることもあります。

. . . .

問題
6 解答 ①

①○ 女性では、がんの死亡数・死亡率で上昇傾向が著しいのは、大腸がんと肺がんです。

②× がんによる死亡数は、男性の場合、40歳以上では<u>消化器系のがん</u>が多くを占め、70歳以上では<u>前立腺がん</u>と肺がんの割合が増加しています。

③× ヘリコバクター・ピロリが原因となるのは、<u>胃がん</u>です。

④× 膵がんは、特徴的な症状もなく、<u>早期発見が困難</u>で、<u>治療後の経過が悪</u><u>い</u>です。

⑤× 遺伝子に変異を引き起こしてがんを発症させるものを、<u>イニシエーター</u>と呼びます。

. . . .

問題
7 解答 ③

①× 虚血性心疾患による死亡は、心疾患による死亡の<u>約4割</u>となっています。

②× 心筋梗塞の発作には、<u>ニトログリセリン投与の効果がありません</u>。

③○ 胸痛を訴えない心筋梗塞は、無痛性心筋梗塞といい、高齢者や糖尿病患者にみられます。

④× 脳塞栓の原因となるのは、<u>心房細動</u>です。

⑤× 発作性の夜間呼吸困難は、<u>左心不全</u>でみられます。

. . . .

問題
8 解答 ②

①× 脳血管に動脈硬化が起こり血栓が生じるものは、<u>脳血栓</u>といいます。

②○　くも膜下出血は、激しい頭痛をともなって生じます。

③×　一過性脳虚血発作を繰り返すと、脳梗塞を発症しやすいです。

④×　慢性硬膜下血腫は、頭部外傷の数か月後に発症することもあり、外傷の記憶がない場合も少なくありません。

⑤×　脳卒中の後遺症である半身の麻痺は、脳の病巣と反対の側に生じます。

問題 9　解答⑤

①×　慢性閉塞性肺疾患では、安静時エネルギー消費量は増加します。

②×　慢性閉塞性肺疾患の食事療法として、高エネルギー・高たんぱく質食をとります。

③×　痛風では、プリン体の過剰摂取により血中の尿酸値が増加します。

④×　骨粗鬆症の予防には、カルシウムやビタミンD の摂取が有効です。

⑤○　転倒して尻をついたときに、椎体圧迫骨折を生じやすくなります。

問題 10　解答①

①○　ストレスによって、心拍数の増加、心拍出量の増加、呼吸数の増加、血圧の上昇、血糖値の上昇、筋肉の緊張などがみられます。

②×　ストレスによって、副腎皮質ホルモン系が活発になります。

③×　ショック相と反ショック相からなるのは、ストレス反応の警告反応期です。

④×　ストレス状態が持続し生体が破綻する時期を、疲憊期（ひはい）と呼びます。

⑤×　ストレスは、完全になくすことは難しく、上手にコントロールし付き合っていくことが重要です。

問題 11　解答②

①×　Ⅰ型アレルギーは、即時型と呼ばれます。

②○　アレルゲンが IgE と反応し、ヒスタミンなどの化学伝達物質が放出され

ます。

③✕ ツベルクリン反応は、<u>IV 型アレルギー</u>でみられる症状です。

④✕ アナフィラキシーショックは、<u>I 型アレルギー</u>でみられる症状です。

⑤✕ アトピー性皮膚炎は、<u>I 型アレルギー</u>でみられる症状です。

....

問題
12 解答④

①✕ WHO 憲章では、健康とは、<u>肉体的にも、精神的にも、そして社会的にも</u>、すべてが満たされた状態にあることと定義しています。

②✕ 近年では、病気は必ずしも健康と対立するものではなく、<u>病気との共存・共生も健康の 1 つの形である</u>ととらえられるようになってきました。

③✕ 病気の原因そのものを取り除く治療方法を、<u>原因療法</u>といいます。

④〇 治療方法には、薬物を用いる薬物療法、食事内容等を見直す食事療法、適度な運動を行う運動療法があります。

⑤✕ 生活習慣病の治療方法として、<u>食事療法と運動療法</u>が優先され、それでも改善困難な場合に薬物療法が用いられます。

....

問題
13 解答②

①✕ 定期健康診断を受け病気を早期発見することは、<u>二次予防</u>に含まれます。

②〇 三次予防では、病気の進行防止、再発防止、社会復帰を行います。

③✕ 病状の悪化や進行を防止することは、<u>三次予防</u>に含まれます。

④✕ 近年は、<u>一次予防の重要性</u>が強調されるようになってきています。

⑤✕ NCD 対策では、地域・職場などの環境要因や経済的要因といった幅広い視点から、<u>包括的に施策を展開し、健康リスクを社会として低減していくこと</u>が必要とされています。

問題 14 解答③

① × 「日本人の食事摂取基準」は、<u>厚生労働省</u>により、5年ごとに公表されています。

② × 「日本人の食事摂取基準」は、<u>エネルギーと34種類の栄養素</u>について、基準値が設定されています。

③ 〇 推定平均必要量は、摂取不足からの回避を目的とする指標です。

④ × 推定平均必要量を補助する目的で設定された指標で、日本人のほとんどの人が充足している量は、<u>推奨量</u>です。

⑤ × 目標量とは、生活習慣病の<u>予防</u>のために目標とすべき摂取量です。

問題 15 解答②

① × PFC バランスとは、三大栄養素である<u>たんぱく質、脂質、炭水化物</u>のエネルギーバランスのことをいいます。

② 〇 「食生活指針」では、「ごはんなどの穀類をしっかりと」として、穀類を毎食とることを勧めています。

③ × 「食生活指針」では、食塩は1日<u>10g 未満</u>にすることを勧めています。

④ × 「食生活指針」では、「夜食や間食はとりすぎないようにしましょう」としており、<u>禁止しているということではありません</u>。

⑤ × 「食事バランスガイド」では、<u>1日</u>に何をどれだけ食べたらよいかの目安を示しています。

問題 16 解答①

① 〇 糖質は、脂質に比べて分解・吸収が速く、エネルギー源として即効性があります。

② × 糖質が不足すると<u>エネルギー不足となり</u>、疲れやすくなります。

③ × <u>体たんぱく質</u>が大量に分解されると、筋肉が著しく減少します。

④ × <u>体脂肪</u>が大量に分解されると、ケトン体が増加します。

⑤**×**　糖質を過剰摂取すると、中性脂肪として<u>体内に蓄積され</u>、肥満につながります。

・・・

問題
17 解答⑤

①**×**　HDL コレステロール値を下げずに総コレステロール値を下げる働きがあるのは、<u>一価不飽和脂肪酸</u>です。

②**×**　肉類の脂肪に多く含まれるのは、<u>飽和脂肪酸</u>です。

③**×**　過剰摂取すると HDL コレステロール値が低下するのは、<u>n−6系多価不飽和脂肪酸</u>です。

④**×**　青魚に多く含まれるのは、<u>n−3系多価不飽和脂肪酸</u>です。

⑤**○**　一価不飽和脂肪酸は、オリーブ油に多く含まれ、動脈硬化を予防する働きがあります。

・・・

問題
18 解答③

①**×**　たんぱく質は、<u>必須アミノ酸を含む約20種類のアミノ酸</u>から構成されます。

②**×**　ロイシンには、<u>肝機能亢進作用</u>があるとされています。

③**○**　トリプトファンは、精神安定作用のほか、鎮痛・催眠効果があり、抗うつ症状作用があるとされています。

④**×**　スレオニンは、<u>脂肪肝予防作用</u>があるとされています。

⑤**×**　血中ヒスタミン濃度を低下させるのは、<u>メチオニン</u>です。

・・・

問題
19 解答①

①**○**　脂溶性ビタミンは、体内に蓄積されるため、摂取量によっては過剰症を起こすおそれがあります。

②**×**　水溶性ビタミンは、利用されないと体外に排出されるため、<u>蓄積しておくことはできません</u>。

③× 糖質代謝に不可欠なのは、<u>ビタミンB₁</u>です。

④× 抗酸化ビタミンのビタミンE は、<u>脂溶性</u>です。

⑤× 妊娠初期に不足すると、胎児の神経管閉塞障害を起こすおそれがあるのは、<u>葉酸</u>です。

・・

問題 20 解答④

①× ナトリウムの過剰摂取で高血圧になるなど、<u>過剰症を起こすおそれがあります</u>。

②× 人体に最も多く含まれるミネラルは、<u>カルシウム</u>です。

③× マグネシウムとカルシウムの摂取量のバランスは、<u>1 対 2</u>がよいとされています。

④〇 野菜や果物に多く含まれるカリウムは、高血圧予防に効果的です。

⑤× 男性ホルモンを増殖させるのは、<u>亜鉛</u>です。

・・

問題 21 解答⑤

①× 「国民健康・栄養調査」の結果によると、野菜摂取量の平均値は<u>300g未満</u>であり、<u>目標量に達していません</u>。

②× 「国民健康・栄養調査」の結果によると、摂取基準と比較して、カリウム、カルシウム、マグネシウム、リン、鉄、亜鉛は<u>不足気味</u>となっています。

③× 糖尿病の場合、糖質や塩分は、<u>摂取エネルギー量の範囲内で控えめにします</u>。

④× 痛風の場合、プリン体の<u>過剰摂取に注意します</u>。

⑤〇 大腸がんの予防には、高脂肪食やアルコールの過剰摂取に注意します。

・・

問題 22 解答②

①× 必要な栄養素は、3 度の食事から過不足なく摂取することは難しいた

め、サプリメントを使用することが有効です。

② ○ 特定の栄養を摂取するなど、一定の目的でサプリメントを活用することが効果的です。

③ × 特定の病気の症状改善のために、サプリメントを活用することもあります。

④ × サプリメントの効果は、個人差があり、また、同じ人でも、そのときの体調など状況・状態によって必要なものが異なります。

⑤ × 話題にとらわれず、目的や目標を定めて、必要なものを計画的に取り入れることが重要です。

SUPPLEMENT

第 **4** 章

サプリメントを
取り入れた日常生活

　身体の不調が気になる、健康診断の結果が思わしくなかった、体型の変化を他人に指摘された、今年こそフルマラソンに挑戦しよう……など、サプリメントで、自分の弱点を補いたい、理想の自分に変わりたいと考えるきっかけはさまざまあるでしょう。

　本章では、どのサプリメントを選ぶかを考える前に、必要なこと・やるべきことを見ていきましょう。

1 改善目標の設定

1 目標を設定するために必要な作業

　サプリメントを使用するにあたっては、目標を設定することが大切です。目標を設定するためには、次の2つの作業が必要です。

> ①あるべき自分の姿や望んでいる生活をイメージする
> ②現状の自分を冷静に分析する

　②では、**自分と向き合い、身体が訴える声に耳を傾ける**ことが大切です。

　①の理想と②の現実がかけ離れていたとしても、悲観することはありません。その**差を埋めることが、すなわち「目標」**なのです。

　目標が具体的なものほど、サプリメントを使用する効果が期待できます。また、**いつまでにという期間を設定**することも重要です。漠然と「やせたい」というより、「夏までにあと3kgやせたい」というほうが、何をしなければならないかについて、より明確になります。

2 長期目標・中期目標・短期目標を設定する

　まず、最終的な目標である長期目標を設定し、段階的に中期目標、短期目標を設定すると、継続の効果が得られます。

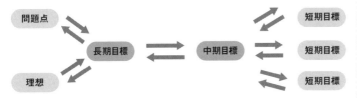

図表 4-1 使用する前の目標設定

中期目標は、長期目標までの一定期間に達成したい目標、短期目標は当面の何をどうするかという行動目標であるといえます。

目標を設定できたら、いよいよ具体的にサプリメントを選択していきます。

目的別サプリメント の選択

1 気になる症状を緩和・改善したい場合

　以下、サプリメントを利用する目的として多い事項を取り上げます。改善に必要なことや関連する栄養素などの例もあわせて紹介します。

図表4-2　肌・髪・爪・目・口の症状

場所	気になる症状	改善に必要なこと	関連する栄養素の例
肌	にきび、荒れ	・ホルモンバランスを整える ・皮膚の新陳代謝を促進させる	・亜鉛 ・ビタミンA ・ビタミンB群 ・ビタミンC
	くすみ、しわ、乾燥	・皮膚の過酸化脂質※の発生を防ぐ ・肌に潤いを与える	・ビタミンA ・ビタミンC ・ビタミンE ・ビタミンB群 ・コラーゲン
	日焼け、しみ、そばかす	・紫外線から肌を守る	・ビタミンC ・ビタミンA ・ビタミンE
	かゆみ	・皮膚を健康にする	・ビタミンC ・ビタミンB群 ・パントテン酸
髪	抜け毛、乾燥	・髪に栄養を与える	・たんぱく質 ・亜鉛 ・ビオチン ・ビタミンB群
	白髪	・細胞を活性化させる	・ビタミンA ・銅 ・亜鉛 ・ビオチン

※**過酸化脂質**
　脂質が活性酸素によって酸化されたものの総称で、老化の原因となります。

場所	気になる症状	改善に必要なこと	関連する栄養素の例
爪	もろさ★	・爪の新陳代謝を高める ・爪を丈夫にする	・たんぱく質 ・ビタミンB群 ・ビタミンE ・カルシウム ・鉄 ・亜鉛
目	疲れ目、眼精疲労(本章3参照)	・視力低下を防ぐ ・脳の疲労を解消する	・ビタミンA ・ビタミンB群 ・アントシアニン
目	乾燥、ドライアイ※	・目の粘膜を保護する	・ビタミンA ・コンドロイチン硫酸
口	口臭	・口内炎を予防する ・味覚を正常に保つ★	・ナイアシン ・亜鉛 ・カテキン
口	虫歯、歯周病	・歯や歯茎を丈夫にする ・口の中の清潔を保つ	・カルシウム ・ビタミンC ・ビタミンD ・カテキン
口	味覚の低下	・亜鉛欠乏を防ぐ	・亜鉛

★鉄欠乏性貧血でみられる「さじ状爪」、心臓や肝臓の疾患でみられる「ばち状爪」のように、病気によって爪が変形することがあります。爪に症状がみられるときは、病気の可能性に注意する必要があります。

※ドライアイ
目の乾燥だけでなく、涙の量と質の低下で目の表面に傷がついてしまう状態をいいます。

★味覚障害は嗅覚の障害と関連があり、本人が口臭を感じる機能を防げます。

図表 4-3　身体の症状

場所	気になる症状	改善に必要なこと	関連する栄養素の例	
手足	冷え、冷え性	・血行をよくする	・ビタミンC	・ビタミンE
			・ナイアシン	
手足	しびれ★	・血行をよくする	・ナイアシン	・マグネシウム
			・ビタミンB群	
肩	こり	・血行をよくする	・ビタミンE	・ビタミンC
			・ビタミンB群	・たんぱく質
腰	痛み	・血行をよくする	・ビタミンE	・ビタミンC
			・ビタミンB群	・たんぱく質
関節	痛み	・骨や関節を丈夫にする ・組織に水分と弾力を与える ・血行をよくする	・カルシウム ・ビタミンE ・パントテン酸	・マグネシウム ・コラーゲン
全身または部分	むくみ	・体内の水分バランスを整える	・カリウム ・ビタミンE	・ビタミンC
全身または部分	疲れやすさ、だるさ	・疲労物質をためない ・ストレスをためない ・抵抗力を高める	・ビタミンB群 ・鉄 ・亜鉛	・ビタミンE ・カルシウム

★しびれは脳梗塞などの病気が原因の場合もあるため、注意が必要です。

図表 4-4　胃腸の症状

場所	気になる症状	改善に必要なこと	関連する栄養素の例
胃	もたれ、未消化感	・胃酸を抑える ・消化をよくする	・ビタミンB群 ・マグネシウム ・ビタミンC ・パントテン酸
胃腸	消化不良	・胃腸の働きをよくする	・ナイアシン ・マグネシウム
	食欲がない	・消化のよいものを食べる ・食欲を喚起する	・良質のたんぱく質 ・ビタミンB1 ・ビタミンC ・亜鉛
	便秘気味	・規則正しい生活をする ・腸の動きを活発にする ・水分を摂取する	・食物繊維 ・ペクチン ・乳酸菌
	下痢気味	・暴飲暴食を避ける ・自律神経系を整える ・水分を補給する	・ビタミン ・ミネラル ・たんぱく質 ・乳酸菌 ・ペクチン

図表 4-5　心の症状

気になる症状	改善に必要なこと	関連する栄養素の例	
イライラ	・ストレスをためない ・落ち着いて行動する	・カルシウム ・鉄 ・ビタミンB群	・マグネシウム ・ビタミンD ・ビタミンB群
不眠	・睡眠ホルモンであるメラトニンの分泌を促す ・リラックスする	・ビタミンB6 ・ビタミンC ・カルシウム	・トリプトファン ・ビタミンE
憂うつ	・神経伝達物質であるセロトニンの働きをよくする	・ビタミンB群 ・ビタミンC ・葉酸 ・マグネシウム ・カルシウム ・トリプトファン	・パントテン酸 ・コリン ・亜鉛 ・ナイアシン ・チロシン
不安	・リラックスする ・不安の原因を取り除く	・ビタミンB群 ・パントテン酸 ・カルシウム	・ビタミンC ・ナイアシン

2 身体の悩みを緩和・改善したい場合

　以下、サプリメントで実現したいこととして多い事項を取り上げます。それぞれに必要なことや関連する栄養素などの例もあわせて紹介します。

図表4-6　生活習慣病などの病気予防

病気	改善に必要なこと	関連する栄養素の例
高血圧	・塩分を控える ・肥満を予防する	・カリウム ・マグネシウム ・カルシウム ・ビタミンB2
動脈硬化	・中性脂肪やコレステロールを低下させる ・内臓脂肪を蓄積させない ・抗酸化物質を摂取する	・DHA ・EPA ・マグネシウム ・ビタミンC ・ビタミンE ・β−カロテン ・ポリフェノール
糖尿病	・肥満を予防する ・インスリンの働きをよくする ・血糖をコントロールする	・食物繊維 ・クロム ・亜鉛 ・ビタミンB1
脂質異常症	・肥満を予防する ・過度の飲酒を控える ・抗酸化物質を摂取する	・DHA ・EPA ・ビタミンC ・ビタミンE
虚血性心疾患	・動脈硬化を予防する ・高血圧を予防する ・抗酸化物質を摂取する	・DHA ・EPA ・ビタミンC ・ビタミンE ・β−カロテン ・葉酸 ・コエンザイムQ10
脳卒中	・動脈硬化を予防する ・高血圧を予防する ・抗酸化物質を摂取する	・DHA ・EPA ・ビタミンC ・ビタミンE ・β−カロテン ・ポリフェノール

（図表4-6 続き）

病気	改善に必要なこと	関連する栄養素の例
がん	・抗酸化物質を摂取する ・塩分を控える	・ビタミンC ・ビタミンE ・セレン ・ビタミンD ・カルシウム ・食物繊維 ・ビタミンA ・β−カロテン
アレルギー	・アレルゲン（第3章8参照）の活動を抑える	・ビタミンB6 ・ビタミンC ・ビタミンE ・EPA ・DHA
貧血	・不足している栄養素を補給する（貧血の種類によって異なる）	・鉄 ・ビタミンB12 ・葉酸 ・銅 ・ビタミンC
骨粗鬆症	・骨量の減少を防ぐ ・日光に当たるなどしてカルシウムの吸収をよくする	・カルシウム ・ビタミンD ・リン ・たんぱく質 ・マグネシウム
肝臓病	・過度の飲酒を控える ・炭水化物、たんぱく質、ビタミンをバランスよく摂取する	・タウリン ・ビタミン

図表4-7 老化防止・若返り

期待する効果	改善に必要なこと	関連する栄養素の例
アンチエイジング	・老化を遅らせる ・細胞を活性化させる	・ビタミンE ・ビタミンC ・核酸 ・β−カロテン
記憶力低下防止	・脳細胞を活性化させる	・ビタミンB12 ・ビタミンC ・DHA ・レシチン ・ビタミンB1
精力増強	・生殖機能に関わる器官を増強する	・亜鉛 ・セレン ・ビタミンE

図表 4-8　健康な身体づくり

期待する効果	改善に必要なこと	関連する栄養素の例
風邪をひきにくい体質	・免疫力を高める ・体力をつける	・ビタミンC ・ビタミンA ・良質のたんぱく質
筋力の強化	・筋肉を維持・強化する	・良質のたんぱく質 ・ビタミンB群

図表 4-9　美しい身体づくり

期待する効果	改善に必要なこと	関連する栄養素の例
美肌	・肌に潤いを与える ・肌に張りを与える ・皮膚の過酸化脂質の 　発生を防ぐ	・ビタミンE ・ビタミンC ・β－カロテン ・コラーゲン
痩身	・脂肪を燃焼しやすくする ・脂肪を蓄積させない	・キトサン ・レシチン ・ビタミンB群 ・食物繊維 ・カルニチン

3 生活習慣別 サプリメントの選択

1 生活習慣や食習慣との関係

　以下、毎日の生活習慣や食習慣から、不足している栄養素または必要とされる栄養素と効果的な摂取方法の例を取り上げます。日頃の生活習慣から、自分はどの状態に近いかを考えてください。そして、自分の身体がどのような状態で、どのような症状が起きる可能性があるかを意識しましょう。

2 生活習慣別にみた注意点

（1）忙しくて食事が十分にとれない場合

　エネルギー補給の基本となる食事が十分にとれていないと、**体力がつかず、集中力や注意力の低下**にもつながります。不十分な食事は**ストレス**にもつながり、さらにイライラがつのるという悪循環も多くあります。

　特に朝食は、抜くと身体の機能を目覚めさせるエネルギー源を十分に補給できず、脳の働きが鈍くなります。

　エネルギー不足を防ぐこと、また、**摂取できた栄養素を効率的に機能させる**ことに注意します。

┌ 摂取すべき栄養素の例 ─────
・良質のたんぱく質

・たんぱく質代謝をよくするビタミンB₁

・イライラを落ち着かせるカルシウム

・脳を活性化させるDHA

- ビタミンC（特に朝食時）
- 即効性のあるエネルギー源となり、疲労回復に効果がある糖質（過剰摂取にならないように注意）

(2) ストレスが多い生活である場合

　第3章7でも述べたとおり、ストレス状況下では、交感神経系と副腎皮質ホルモン系が活性化されます。これにより、副腎随質ホルモンのアドレナリンやノルアドレナリンの分泌が増加します。また、副腎皮質ホルモンのグルココルチコイドの分泌も増加します。グルココルチコイドが増加することによって、体たんぱく質の異化（分解）が進みます。

　ストレス状態ではたんぱく質の分解が促進されるため、**たんぱく質摂取の必要量が増加**します。

　また、副腎皮質ホルモンの分泌に関わるビタミンCが消耗されるため、**ビタミンC摂取の必要量が増加**します。さらに、ストレスによる代謝の亢進にともない、**ビタミンB群摂取の必要量が増加**します。

摂取すべき栄養素の例
- 抗酸化作用のあるビタミンCやビタミンE
- 代謝に関与するビタミンB群
- 精神を安定させるカルシウムやマグネシウム

(3) テレビやコンピュータの前に座っていることが多い場合

　テレビやコンピュータの画面を長時間見ていると、眼精疲労※を生じます。同じ姿勢で長時間いることで、**肩こりや腰痛**も起きます。

　また、日中も室内にいることが多いと日光に当たる時間が少なくなり、**ビタミンDが不足**しがちになります。さら

※眼精疲労
　疲れ目の症状が、眠ったり休んだりしてもとれなかったり、慢性化したりといったものをいいます。ひどくなると、頭痛、肩こり、めまい、吐き気などを生じます。

に、座っている状態が続くと**運動不足**となり、**脂肪がつき**やすくなったり、**便秘**になったりもします。

┌─ 摂取すべき栄養素の例 ─────────────┐
・眼精疲労に効果があるビタミンＡやアントシアニン
・疲労物質である乳酸の蓄積を防ぐビタミンＢ群
・血行を促進するビタミンＥ
・不足しがちになるビタミンＤ
・便秘解消に効果がある食物繊維
└──────────────────────────┘

（4）外食などが多く食事に偏りがある場合

外食は、一般に炭水化物が中心となり、**ビタミンやミネラル、食物繊維が不足**する傾向があります。ビタミン、ミネラル、食物繊維は、意識して摂取する必要があります。また、時間帯で、食事の内容を変化させる工夫も必要です。たとえば、朝食は、**消化がよく１日のエネルギー源**となるものを選びます。昼食は、**消費エネルギーが高まる**ため、高エネルギーで代謝がよいものを選びます。そして、夕食は、**身体をつくる成分**を多めに選びます。

┌─ 摂取すべき栄養素の例 ─────────────┐
・炭水化物の代謝に重要なビタミンＢ１
・良質のたんぱく質とビタミンＣ（特に朝食時）
・高エネルギーの脂質や炭水化物（特に昼食時）
・代謝を促進するビタミンＢ群（特に昼食時）
・良質のたんぱく質、ミネラル、ビタミン（特に夕食時）
└──────────────────────────┘

（5）付き合いで飲酒の機会が多い場合

アルコールは、分解・代謝の過程で**ビタミンＢ１を必要**とします。また、付き合いの場では、アルコールばかり飲んで食べ物を口にしなかったり、口にしてもつまみ程度で食事をしたといえなかったりということも多いです。食べ

物からビタミンB1が供給されないと、体内のビタミンB1の消費量は、さらに増えることになります。

また、アルコールは肝臓で分解されるため、大量にアルコールを摂取すると、**肝臓に負担**をかけることにもなります。

```
┌─ 摂取すべき栄養素の例 ─────────────────┐
│ ・各種のビタミン（特に不足するビタミンB1）
│ ・肝臓の機能を守る炭水化物、たんぱく質、ビタミン
│ 　（バランスに注意）
└──────────────────────────────────┘
```

(6) 喫煙量が多い場合

たばこを1本吸うと、約25mgの**ビタミンCが損なわれる**といいます。喫煙者は、非喫煙者と比較して、血中のビタミンCの濃度が低いという報告もあります。

たばこの煙には、有害物質であるシアン化水素が含まれており、シアン化水素を無害化するために、**体内のビタミンB12が消費**されます。

```
┌─ 摂取すべき栄養素の例 ─────────────────┐
│ ・ビタミンCやビタミンB12
│ ・がんを予防する抗酸化作用をもつビタミンE
└──────────────────────────────────┘
```

(7) 食べ過ぎることが多い場合

食べ過ぎと運動不足は、**肥満に直結**します。単純な過食だけでなく、1回にまとめ食いをする、早食いである、食事の時間が不規則である、寝る前に過食するなど、食べ方も問題になります。また、ストレスによる過食も問題となります。

なお、食事の回数が減り、食事と食事の間隔があくと、脳が飢餓状態であると認識して、**脂肪を蓄えようとするし**くみが働きます。★ 食事の時間帯、回数、食事にかける時

★太古の狩猟生活で飢餓と闘って獲得した人類の適応能力です。しかし、この能力が、飽食の時代には太りやすい身体をつくる原因になっているといえます。

間に注意しましょう。

―― 摂取すべき栄養素の例 ――
・各栄養素による適正なエネルギー量（バランスに注意）

(8) 運動量が多い場合

激しい運動を長時間行うとたんぱく質の分解が進み、たんぱく質の必要量が増加します。

エネルギー源となる糖質は、筋グリコーゲン蓄積量※が多いほど、運動持続時間が長くなります。グリコーゲンを筋肉に蓄積することを、**グリコーゲンローディング**といいます。脂質代謝は、好気的条件下※で行われるため、有酸素運動は、脂質代謝を亢進させ、脂質をエネルギー源に変換します。

スポーツは、競技種目によって無酸素性のもの、有酸素性のもの、両方が複合的に働くものなどがあります。体脂肪率を低下させたり、高血圧を改善したり、糖質代謝を改善させたりするには、**有酸素運動が効果的**です。

運動機能維持のためにも、運動前および運動時には、**水分摂取**を行うことが必要です。

スポーツ選手は、鉄排泄量増加などで**鉄欠乏性貧血**がみられます。着地などの衝撃で赤血球が破壊され、**溶血性貧血**を起こすこともあります。また、循環血漿量の増加で**希釈性貧血（偽性貧血）**がみられることもあります。

―― 摂取すべき栄養素の例 ――
・筋グリコーゲンを補充する炭水化物
・水分
・貧血を予防する鉄分
・疲労物質となる乳酸の蓄積を防ぐビタミンB群
・運動というストレスに対応するビタミンC

3 自分に合ったサプリメントの取り入れ方

(1) 不足な栄養素・過剰な栄養素を知る

　まず、現在の健康・栄養状態を分析して、目標達成のために増加させるべき栄養素と減少させるべき栄養素を整理しましょう。第2章8の図表2-22を参考にしてください。

(2) サプリメントで補うべき栄養素を選択する

　次に、食事で調節できる栄養素とサプリメントで補うべき栄養素に整理しましょう。食生活を改善することで過不足を調整できそうな栄養素と、それだけでは難しいと思われる栄養素に分類します。

(3) サプリメント素材を探す

　食生活との関連や組み合わせなどを考慮して、日常生活に取り入れたいサプリメントを選択します。次節の「おもなサプリメント素材」も参考にして、必要としているサプリメント素材の候補を選んでください。

　サプリメントを効果的に活用して、健康寿命を延ばしましょう。

SUPPLEMENT

4

おもなサプリメント素材

　本節では、サプリメントを選択する際の参考として、古くから食用されている素材から、最近注目されている素材まで、サプリメントとして用いられている83品目を取り上げます。それぞれの素材について、特徴、含まれる成分とその働き、健康との関わりなどについて、わかりやすくまとめています。

［本節の見方］

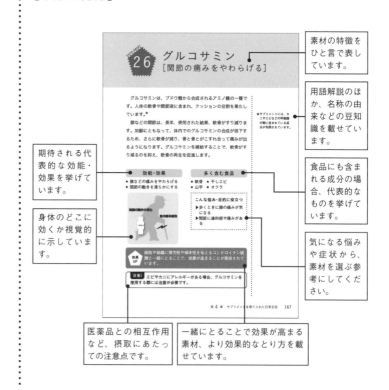

素材の特徴をひと言で表しています。

用語解説のほか、名称の由来などの豆知識を載せています。

期待される代表的な効能・効果を挙げています。

身体のどこに効くか視覚的に示しています。

食品にも含まれる成分の場合、代表的なものを挙げています。

気になる悩みや症状から、素材を選ぶ参考にしてください。

医薬品との相互作用など、摂取にあたっての注意点です。

一緒にとることで効果が高まる素材、より効果的なとり方を載せています。

サプリメントの症状への効果・人体への影響について
は、科学的に実証されているものもありますが、データが
不十分であったり、根拠が明らかでなかったりするものも
あります。

　また、本節の内容は、あくまでも、**個々の素材について
の情報・解説**です。実際に市販されているサプリメントの
効き目や安全性を示すものではないため、本書の内容を参
考にしたうえで、さらに詳しい情報を得て、自分に合った
ものを選択してください。

［サプリメント素材一覧］

1	アガリクス	31	コラーゲン	61	梅肉
2	アサイー	32	コンドロイチン	62	蜂の子
3	アスタキサンチン	33	ザクロ	63	ヒアルロン酸
4	アセロラ	34	サメ軟骨	64	ビール酵母
5	αリポ酸	35	サラシア	65	フコイダン
6	アロエ	36	シジミ	66	プラセンタ
7	EPA	37	シソの葉	67	ブルーベリー
8	イチョウ葉エキス	38	生姜	68	プルーン
9	ウコン	39	植物酵素	69	プロテイン
10	MSM	40	食物繊維	70	プロポリス
11	L-カルニチン	41	深海ザメエキス	71	紅麹
12	大麦若葉	42	スッポン	72	ホスファチジルセリン
13	オリーブ	43	スピルリナ	73	マカ
14	オリゴ糖	44	西洋ヤナギ	74	松樹皮エキス
15	カキ	45	セサミン	75	モロヘイヤ
16	核酸	46	センナ茎	76	ヤツメウナギ
17	カシス	47	大豆イソフラボン	77	ユーグレナ
18	カボチャ種子	48	大豆サポニン	78	卵黄油
19	ガルシニア	49	大豆ペプチド	79	リコピン
20	甘草	50	大豆レシチン	80	ルイボスティ
21	肝油	51	タウリン	81	ルテイン
22	キトサン	52	タルトチェリー	82	霊芝
23	キャッツクロー	53	DHA	83	ローヤルゼリー
24	GABA	54	田七人参		
25	クマザサ	55	冬虫夏草		
26	グルコサミン	56	納豆キナーゼ		
27	クロレラ	57	乳酸菌		
28	桑の葉	58	ニンニク		
29	高麗人参	59	ノコギリヤシ		
30	コエンザイムQ10	60	ノニ		

アガリクス
［抗がん作用に期待］

アガリクスは、キノコの一種で、ヒメマツタケ、カワリハラタケとも呼ばれています。

アガリクスの原産地であるブラジルの住民には、生活習慣病の発症率が低く長寿が多いことから、注目・研究されるようになりました。★

アガリクスは、他のキノコに比べてたんぱく質の含有量が多く、成分中の約40％を占めます。

また、キノコに含まれる多糖類であるβ–D–グルカンという成分を多く含んでおり、免疫力を高め、抗腫瘍効果を発揮していると考えられています。

★アガリクスは、1965年にブラジルより移入され、日本でも人工栽培されるようになりました。

効能・効果

● 抗腫瘍作用がある
● 免疫力を上げる

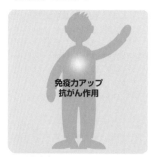

免疫力アップ
抗がん作用

こんな悩み・目的に役立つ

▶ がんを診断された
▶ 生活習慣病を予防したい
▶ 免疫力を高めたい

注意! アガリクスでがんが小さくなった、あるいは、がんが消えたという例が発表されていますが、実際は、抗がん剤を併用している場合も多く、アガリクスの効果であると判定することは困難です。また、効果の表れ方は、体質など個人差が大きいです。

アサイー
[アマゾン産の奇跡のフルーツ]

アサイーは、アマゾン原産のヤシ科の植物です。果実は、アサイーベリーとも呼ばれます。果実や果汁が、飲料やアイスクリーム、ゼリーなどの食品に利用されています。★ 果実の大部分は硬い種であり、可食部はわずか5％といわれますが、そのなかに豊富な栄養素が含まれています。このため、「奇跡のフルーツ」「スーパーフルーツ」などと呼ばれています。

アサイーには、青紫色の色素成分であるアントシアニンが含まれています。含有量は、ブルーベリー（**67**参照）の数倍であり、高い抗酸化作用があります。また、眼精疲労の回復にも、効果を発揮するとされています。

アントシアニンのほかにも、ポリフェノール類、鉄分、食物繊維（**40**参照）、カルシウム、カリウム、ビタミン類、アミノ酸など、栄養素が多く含まれているといわれます。

★アサイーは、甘味や酸味などの味のほか、香りがほとんどないため、ヨーグルトやほかの果物、飲料に混ぜて食べられています。

効能・効果

● 抗酸化作用がある
● 眼精疲労を回復させる
● 美肌づくりに効果がある

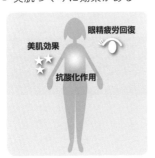

眼精疲労回復

美肌効果

抗酸化作用

こんな悩み・目的に役立つ

▶目の疲れを解消したい
▶老化を防止したい
▶肌を美しく保ちたい

アスタキサンチン
［強力な抗酸化力］

※カロテノイド
　脂溶性で、黄色や赤色の色素の総称です。種類は、600以上存在するといわれています。

　アスタキサンチンは、エビやカニ、サケなどの殻や身に含まれる天然の赤橙色の色素です。カロテノイド※の一種で、油に溶けやすい脂溶性物質です。カロテノイドには、強い抗酸化作用がありますが、アスタキサンチンは、特に強い抗酸化作用をもっています。その効果は、ビタミンEの500〜1,000倍、β–カロテンの約100倍ともいわれています。

効能・効果	多く含む食品
● 美肌効果がある	● エビ
● 免疫力を上げる	● カニ
● 脳の病気を防止する	● サケ
● 目の健康を守る	● イクラ
● 生活習慣病を予防する	● タイ

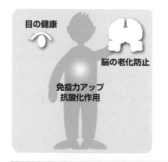

目の健康

脳の老化防止

免疫力アップ
抗酸化作用

こんな悩み・目的に役立つ
▶若返りたい（アンチエイジングしたい）
▶脳の老化が気になる
▶目が疲れる
▶生活習慣が不規則である

効果UP　アスタキサンチンは、ビタミンCやビタミンE、トリトリエノールなどと一緒にとることで、細胞膜の酸化抑制効果や免疫力などが高まることが期待されます。

144

アセロラ
[豊富なビタミンC]

アセロラは、西インド諸島原産の果実です。★ アメリカで起こったビタミンCブームのときに注目され、ビタミンCを豊富に含む果実として知られるようになりました。★

アセロラの果実は、生食も可能ですが、熟すとすぐに傷むため、ジュースやジャム、ゼリーに加工されて摂取することが多いです。濃縮したアセロラ果汁を成分とした製品には、栄養機能食品（第5章1参照）として販売されているものもあります。

アセロラは、強い紫外線から植物自身を守るために、大量のビタミンCを合成していると考えられています。また、抗酸化作用のあるポリフェノールも多く含みます。天然のビタミンCとポリフェノールが、メラニンの生成を抑制したり、免疫力を高めたり、ストレスへの抵抗力をつけたり、発がん物質の生成を抑制したりと、さまざまな効果が期待されています。

★アセロラは、15世紀の大航海時代に、スペイン船やイギリス船が本国に持ち帰り、世界中に広がったといわれます。日本に上陸したのは1958年のことで、現在は、沖縄で栽培もされています。

★アセロラに含まれるビタミンCは、100g中1,700mgです。レモンに含まれるビタミンCは100g中100mg、レモン果汁に含まれるビタミンCは100g中50mgです。

効能・効果

- 風邪を予防する
- 美肌づくりの効果がある
- 抗酸化作用がある

こんな悩み・目的に役立つ

▶ 肌を美しく保ちたい
▶ 免疫力を高めたい
▶ ビタミン不足を補いたい

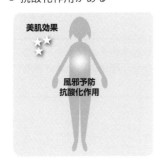

美肌効果
★★★

風邪予防
抗酸化作用

αリポ酸
［疲れにくい身体をつくる］

αリポ酸は、細胞のミトコンドリア内に存在し、エネルギーを産生するための補酵素として働きます。生体機能に不可欠で、体内でも合成されるビタミン様物質※です。

抗酸化物質で、ビタミンEやビタミンCなどの量を維持・復元する働きがあるといわれています。

αリポ酸は、糖質代謝や血糖コントロールにも関与し、2型糖尿病（第3章3参照）の症状改善にも効果があるとされ、医薬品としても用いられています。

※ビタミン様物質
ビタミンと似た働きをもち、体内で合成できる物質をいいます。ユビキノンと呼ばれるビタミン様物質のうち、動物に存在する型がコエンザイムQ10（⑩参照）です。

効能・効果
● 疲労回復の効果がある
● 老化を防止する
● 2型糖尿病の症状を改善する

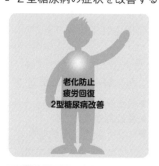

老化防止
疲労回復
2型糖尿病改善

多く含む食品
● 牛や豚の肝臓・心臓・腎臓
● ホウレンソウ
● トマト
● ブロッコリー

こんな悩み・目的に役立つ
▶疲れやすい
▶老化を防止したい
▶糖尿病を予防したい

注意！ αリポ酸は、血糖を低下させる作用があります。このため、血糖降下薬を使用している場合や、糖尿病の症状がある場合は、摂取にあたり注意が必要です。

SUPPLEMENT

6 アロエ
［苦味が胃腸を強くする］

アロエは、アフリカ原産の植物で、多くの種類があります。アロエのうち、ケープアロエという種類は、日本薬局方※に収載※され、医薬品として用いられています。排便を促す緩下作用のある成分が多いことが知られ、便秘薬として市販されています。日本では、一般にキダチアロエ※という種類が栽培されています。塗ったり、貼ったり、粉末や煎じ薬にして飲んだりして使用されてきました。★ そのほか、アロエ・ベラという種類もよく使用されています。★

アロエの特徴である苦味は、アロインとアロエエモジンという成分によるものです。アロインとアロエエモジンが胃液の分泌を促し、胃腸の働きをよくするといわれています。また、アロエの粘りは、アロエウルシンという成分によるものです。アロエウルシンは、潰瘍部分を保護したり、出血を止めたりします。

効能・効果

* 胃腸の働きをよくする
* 便通をよくする
* 傷を治療する

こんな悩み・目的に役立つ

▶胃腸が弱い
▶便秘気味である
▶風邪をひきやすい

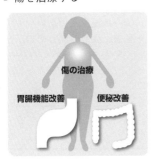

傷の治療

胃腸機能改善　便秘改善

※日本薬局方
厚生労働大臣が定める医薬品の規格基準書です。

※収載
書物に載せることです。

※キダチアロエ
「医者いらず」とも呼ばれ、やけどやさまざまな傷、打ち身、捻挫、虫刺されなどの応急手当や治療のほか、長期間の体調管理にも用いられてきました。

★アロエは、厚生労働省が示す分類では、「医薬品的効能効果を標ぼうしない限り医薬品と判断しない成分本質（原材料）」とされます。ただし、アロエの葉の液汁は、「専ら医薬品として使用される成分本質（原材料）」とされています。

★アロエの抽出物は、既存添加物（日本ですでに使用され、長い食経験があるもので、例外的に使用が認められている添加物）として、増粘剤、安定剤、ゲル化剤、糊料に使用されます。

SUPPLEMENT 7

EPA
［冠状動脈疾患の予防に］

EPAは、エイコサペンタエン酸の頭文字で、炭素数20、不飽和結合5のn‐3系の多価不飽和脂肪酸です。青魚の脂肪に多く含まれる脂肪酸で、体内では合成できない必須脂肪酸（第2章8参照）の１つです。★

★EPAも、DHA（圏参照）と同様にα－リノレン酸から合成されます。

EPAは、中性脂肪やコレステロールを低下させ、動脈硬化を防いだり、血栓ができるのを防いだりすることで、心筋梗塞や脳梗塞、高血圧などの病気を予防する効果があるとされています。亜極北地帯に暮らすイヌイットは、魚やアザラシを主食とするため脂肪摂取量が多いのですが、心筋梗塞や脳梗塞などの病気が非常に少ないことから、魚に含まれるEPAが注目されるようになりました。

効能・効果

- 動脈硬化を予防する
- 脂質異常症や虚血性心疾患、脳卒中を予防する

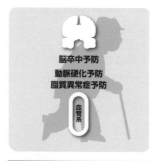

脳卒中予防
動脈硬化予防
脂質異常症予防

血管系

多く含む食品

- サバ
- イワシ
- マグロ

こんな悩み・目的に役立つ

▶ 動脈硬化を予防したい
▶ 中性脂肪値やコレステロール値を下げたい
▶ 高血圧症を予防したい

注意！ EPAは、血液凝固抑制作用があるので、とりすぎると出血しやすくなり、注意が必要です。

イチョウ葉エキス
[血行促進効果で脳を健康にする]

イチョウ葉エキスには約13種類のフラボノイド※が含まれ、その中にはイチョウ葉にしか含まれない特殊な二重フラボンが6種類も含まれています。

二重フラボンには、血管（特に毛細血管）を拡張し、血行を促進させる効果があります。このほか、脳動脈、心臓の血流を増加させたり、血管自体の硬化を防いだりする効果が発見されています。★

※フラボノイド
植物の黄色系統の色素成分で、水溶性です。

★ドイツやフランスなどでは、EGb761というイチョウ葉エキス原料の規格基準品を用いた研究が著しい進展を遂げ、医薬品として登録されています。

※鎮痙効果
内臓などの痙攣を抑える作用です。

効能・効果
- 血管拡張作用がある
- 動脈硬化を改善する
- 鎮痙効果※がある
- 血糖値を正常化する
- 血流を改善する

こんな悩み・目的に役立つ
▶老化が気になる
▶血糖値が高い
▶血圧が高い
▶肩凝りがつらい
▶記憶力の低下が気になる

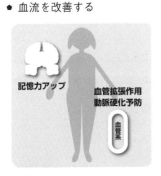

記憶力アップ　血管拡張作用 動脈硬化予防　血管系

注意! イチョウ葉エキスは、インスリン分泌にも影響を及ぼすため、糖尿病のある場合は、医師と相談してから使用すべきです。また、血液の抗凝固促進作用があり、アスピリンなど抗凝固作用をもつ薬との併用には注意が必要です。

ウコン
［肝臓を健康にする］

ウコンは、カレー粉に用いられる香辛料の1つで、ショウガ科の植物です。ウコンには、春ウコン、秋ウコン、紫ウコンなどの種類がありますが、英語でターメリックと呼ばれる香辛料は、秋ウコンを指します。

ウコンの主成分である黄色色素のクルクミンには、胆汁分泌を促進して肝機能を強化する働きや、抗酸化作用があることが知られています。

口から（経口摂取）だけでなく、皮膚から（粉末の塗布）でも効果があるといわれています。★

★インドやマレーシアなどでは、女性が皮膚にターメリックを塗る習慣があり、紫外線などから肌を守るために経験的に使用されてきたと考えられています。

効能・効果

● 肝機能を高める
● 生活習慣病を予防する
● 抗酸化作用がある

多く含む食品

● カレー粉

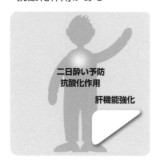

二日酔い予防
抗酸化作用

肝機能強化

こんな悩み・目的に役立つ

▶ 悪酔いしやすい、二日酔いになりやすい
▶ 肝臓を強くしたい
▶ 胃腸が弱い
▶ がんを予防したい

MSM
[関節の健康を維持する]

MSM※とは、メチルスルフォニルメタンの頭文字で、有機硫黄化合物の一種です。自然界に広く存在し人間の身体では、副腎や母乳、尿などに含まれています。システインやメチオニンなどの含流アミノ酸※の構成要素となる硫黄の供給源として働いていると考えられています。

MSMには、痛みを抑えたり、炎症を鎮めたりする作用があることが知られています。また、花粉症などのアレルギー性鼻炎の症状を緩和するともいわれています。

※ MSM
ジメチルスルフォン、メチルスルフォンなどとも呼ばれます。

※含流アミノ酸
硫黄を含んだアミノ酸の総称です。

効能・効果
* 関節の痛みをやわらげる
* 炎症を抑える
* アレルギーの症状をやわらげる

多く含む食品
* 肉類
* キャベツ
* トウモロコシ
* 茶
* 牛乳
* トマト
* コーヒー

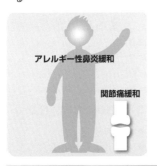

アレルギー性鼻炎緩和

関節痛緩和

こんな悩み・目的に役立つ
▶ 膝の痛みをやわらげたい
▶ 関節に痛みやこわばりがある
▶ アレルギー性鼻炎の症状を抑えたい

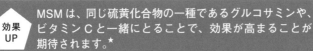

効果UP MSMは、同じ硫黄化合物の一種であるグルコサミンや、ビタミンCと一緒にとることで、効果が高まることが期待されます。★

★MSMは、多くの食品に含まれていますが、含有量は少なく、熱に弱いため加熱調理で失われることも多いです。

L－カルニチン
［脂肪をエネルギーに変える］

SUPPLEMENT 11

L－カルニチンは、アミノ酸の一種で、人間の体内では、肝臓で合成されます。★

　脂質の代謝に関与し、脂肪酸をミトコンドリア内に運んでエネルギー源として利用したり、有害な物質として蓄積されたものをミトコンドリア外に運んで脂肪酸に合成したりしています。L－カルニチンを適切に摂取することで脂肪が燃焼され、結果として、さまざまな用途に使えるエネルギーが生み出されます。

　余分な脂肪を消費することは、健康的な体重管理やメタボリックシンドローム予防、脂質異常・動脈硬化などの生活習慣病予防につながります。また、循環器系疾患や腎疾患の改善効果もあるといわれています。

★カルニチンは、ビタミンBtとも呼ばれています。Tは、ゴミムシダマシ（Tenebrio）という昆虫の幼虫の頭文字で、幼虫を成長させる成分として発見されたことから命名されました。カルニチンには、L－カルニチンとD－カルニチンがあり、脂質代謝に関与しているものがL－カルニチンです。D－カルニチンは、L－カルニチンの働きを阻害するといわれています。

効能・効果	多く含む食品
● 脂肪を燃焼する ● コレステロールの増加を抑制する	● 羊肉 ● 牛肉

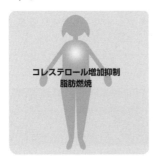

コレステロール増加抑制
脂肪燃焼

こんな悩み・目的に役立つ
▶ ダイエットしたい
▶ コレステロールを減らしたい
▶ 循環器系の病気を予防したい

152

大麦若葉
［細胞の老化を防ぐ］

　大麦若葉には、葉緑素であるクロロフィルのほか、ビタミンやミネラル、酵素などが豊富に含まれています。他の緑黄色野菜に比べても含有量が豊富であり、ビタミンCはホウレンソウの約30倍、ビタミンB1は牛乳の約30倍、カルシウムやカリウムはホウレンソウの約10倍以上といわれます。

　役割や機能が未解明のものも含めて酵素や補酵素をもち、特に、SOD補酵素※は、有害な活性酸素を無害な酸素に転化して、細胞の老化を防ぐ働きが期待されています。★

※ SOD 補酵素
　SOD は、スーパーオキシドディスムターゼの頭文字です。酸化により発生したフリーラジカルと呼ばれる反応性の高い活性酸素を、無害な酸素に転化する働きがあります。

★大麦の新芽から栄養成分を抽出したエキスが、「青汁」という名前で製品化されています。

効能・効果

● 細胞の新陳代謝を促進する
● コレステロール値を下げる
● がんを予防する
● 心臓病や肝臓病を予防する

こんな悩み・目的に役立つ

▶老化を防ぎたい
▶最近、疲れがたまっている
▶動脈硬化を予防したい

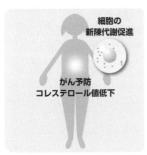

細胞の
新陳代謝促進

がん予防
コレステロール値低下

13 オリーブ
［地中海地方の食卓に欠かせない健康食材］

オリーブは、南ヨーロッパや北アフリカといった地中海沿岸が原産の植物です。果実を塩漬けにして食用されたり、果肉を圧搾してオリーブオイル※として食用されたりします。

オリーブオイルは、不飽和脂肪酸であるオレイン酸を多く含み、血中のコレステロールを低下させたり、動脈硬化を予防したり、循環器系疾患を予防したりする効果があるとされています。★ また、ビタミンAやビタミンEも含み、免疫力を高めたり、動脈硬化を予防したりといった効果も期待されています。

オリーブの葉には、オレウロペインと呼ばれるポリフェノールが多く含まれ、抗酸化作用が注目されています。

※オリーブオイル
果肉を圧搾した油をそのまま使用する一番搾りのオリーブオイルを、エクストラバージンといいます。エクストラバージンは、オレイン酸の含有量が高いことが知られています。

★日常的にオリーブオイルを使用する地中海沿岸地方では、他のヨーロッパ地域に比べて、心臓疾患による死亡率が低いという研究結果が発表されています。

効能・効果

- コレステロールを低下させる
- 動脈硬化を予防する
- 便秘を改善する

こんな悩み・目的に役立つ

- ▶ コレステロール値を下げたい
- ▶ 動脈硬化を予防したい
- ▶ 便秘を解消したい

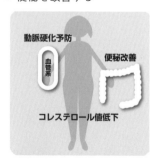

動脈硬化予防
血管系
便秘改善
コレステロール値低下

注意! オリーブオイルも油の一種であり、エネルギー源となるため、過剰摂取には注意が必要です。

オリゴ糖
［お腹の調子を整える］

　オリゴ糖は、糖類の一種ですが、人間のもつ消化酵素では分解されない、または分解されにくい成分です。★

　胃では消化・吸収されずに腸まで運ばれ、腸内のビフィズス菌などの善玉菌の栄養分となって、腸内環境を改善します。消化・吸収されないので、エネルギーになりにくく、肥満を予防したい場合にも効果があります。また、虫歯の原因菌の栄養にもならないので、虫歯予防にも効果があるとされています。

　フラクトオリゴ糖、イソマルオリゴ糖、ガラクトオリゴ糖、大豆オリゴ糖などを成分とした製品には、特定保健用食品（第5章1参照）として許可されているものもあります。★

★母乳栄養児が、人工栄養児に比べて腸内の善玉菌が多いことから研究が進められ、母乳からオリゴ糖が発見されました。

★オリゴ糖を含む食品として、テーブルシュガー、ヨーグルト、乳酸菌飲料、清涼飲料、キャンディーなど、さまざまに商品化されています。

効能・効果

- 腸内の善玉菌を増やす
- 便通をよくする
- 虫歯を予防する

こんな悩み・目的に役立つ

▶ お腹の調子がよくない
▶ 便秘を改善したい
▶ 虫歯を予防したい

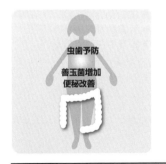

虫歯予防

善玉菌増加
便秘改善

注意! オリゴ糖は、過剰に摂取したり、体調が悪いときに摂取したりすると、下痢になることがあるといわれます。

15 カキ
［海のミルク］

SUPPLEMENT

★日本では、縄文時代の
貝塚からカキ殻が発見
されています。カキの
養殖は、江戸時代であ
る17世紀に広島で始
められたといわれてい
ます。

★タウリンは、生ガキの
ぬるぬるした身の表面
に多く含まれています。

カキは、良質のたんぱく質、ビタミン、ミネラルをバランス
よく含み、海のミルクと呼ばれます。日本でもヨーロッパで
も、古くから食用されています。★

生ガキを煮出して濃縮したものが、カキエキスです。カキエ
キスには、タウリン、グリコーゲン、亜鉛が多く含まれるのが
特徴です。★

タウリンは、肝臓の代謝を活発にし、血圧を正常に保ち、血
栓を予防します。

グリコーゲンは、エネルギー源となります。

亜鉛は、酵素システムと細胞の維持に重要な役割を果たすミ
ネラルで、インスリンの分泌促進やホルモン代謝に関与してい
ます。

効能・効果

- 滋養強壮の効果がある
- 肝機能を強化する
- 味覚障害を改善する
- 血栓を予防する

こんな悩み・目的に役立つ

▶体力をつけたい
▶肝臓病が気になる
▶脳卒中を予防したい

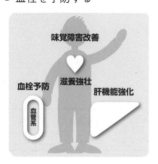

味覚障害改善

滋養強壮

血栓予防

肝機能強化

血管系

核酸
[細胞の新陳代謝に不可欠な成分]

SUPPLEMENT
16

核酸には、DNA※とRNA※があります。動物の細胞内にも植物の細胞内にも存在し、遺伝情報に関与しています。核酸は、細胞の新陳代謝に不可欠で、たんぱく質を合成し、細胞の増殖や成長に機能します。

成長期は、細胞増殖が盛んで、必要な核酸も体内で合成されます。しかし、年齢とともに肝機能が低下し、体内での核酸合成も低下します。★

細胞の新陳代謝を活発にするためには、食物からの核酸補給が必要ですが、3度の食事で十分な量を摂取できない場合は、サプリメントなどで補うことができます。核酸のサプリメントにより、肌や髪を健康に保ったり、疲労を回復させたり、免疫力を高めたり、老化を防止したりといった効果が期待されます。

※ DNA
デオキシリボ核酸の頭文字で、遺伝情報をもっています。

※ RNA
リボ核酸の頭文字で、DNAのもつ情報からたんぱく質を合成します。

★核酸を体内で利用するためには、肝臓でアミノ酸などから合成する方法（デノボ合成）と、食物から摂取した核酸を細胞で利用する方法（サルベージ合成）があります。

効能・効果

* 老化を防ぐ
* 美肌づくりに効果がある
* 新陳代謝を活発にする

多く含む食品

* サケの白子　* ハマグリ
* ビール酵母　* 海苔
* 鰹節（かつおぶし）

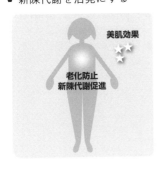

美肌効果
★★
★

老化防止
新陳代謝促進

こんな悩み・目的に役立つ

▶若さを保ちたい
▶肌や髪を美しく保ちたい
▶免疫力を上げたい

17 カシス
［目のコリをほぐす］

カシスは、ユキノシタ科スグリ属の植物です。カシスは、フランス語であり、日本語では、クロスグリやクロフサスグリ※などといいます。欧米では、古くからジャムやリキュールとして用いられてきました。

カシスには、ポリフェノールの中でも赤紫色の色素成分であるアントシアニンが豊富で、4種類が含まれています。カシスに含まれるアントシアニンが、ピントフリーズ現象※の改善に効果があるとされ、ブルーベリー（⑰参照）よりも目に効果があると期待されています。カシスアントシアニンは、体内に速やかに吸収されるので、即効性と持続性も期待できます。

アントシアニンのほか、ポリフェノールやビタミンC、ビタミンA、ビタミンEなどを多く含み、抗酸化作用、抗ウイルス作用★、疲労回復効果などがあるとされています。

※フサスグリ
　英語ではカラントといい、カシスはブラックカラントと呼ばれます。カラントには、ブラックカラント（カシス）のほかに、ホワイトカラント、レッドカラントがあります。

※ピントフリーズ現象
　作業の途中で遠くを見たときに、視界がかすむ現象のことです。

★近年の研究から、カシスに含まれるアントシアニン、ビタミンC、ビタミンAなどがインフルエンザを予防する効果があることが明らかになっています。インフルエンザウイルスについて、A型とB型の場合は、ウイルスが細胞に吸着するのを98％以上阻害し不活性化するというデータが得られています。

効能・効果

● 目の機能を回復する
● 目の疲労を回復する
● 抗酸化作用

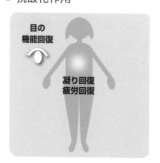

目の
機能回復

凝り回復
疲労回復

こんな悩み・目的に役立つ

▶ 目の焦点が合わないことがある
▶ 長時間のパソコン使用で目が疲れている
▶ 目の下のくまを解消したい

18 カボチャ種子
［排尿トラブルに効果的］

　カボチャの種子には、リノール酸、オレイン酸、パルミチン酸などの不飽和脂肪酸が多く含まれています。良質のたんぱく質、ビタミンE、ミネラル類、ポリフェノールの一種であるリグナン類なども含まれています。

　カボチャ種子は、コレステロール値を低下させたり、骨粗鬆症を予防したり、新陳代謝を活発にしたり、老化を予防したりする効果が期待されています。★また、リグナン類は、抗酸化作用や抗炎症作用があり、ホルモンバランスを整えたり、頻尿などの排尿障害を改善したり、男性の前立腺肥大症や女性の過敏性膀胱を改善したりといった働きが期待されています。

★カボチャ種子は、漢方薬では「南瓜仁」として、回虫や蟯虫の駆除薬に用いられています。

効能・効果

- 骨粗鬆症を予防する
- 前立腺肥大症※を改善する
- 排尿障害を改善する

こんな悩み・目的に役立つ

- ▶前立腺肥大症を診断された
- ▶頻尿で（トイレが近くて）困っている
- ▶骨粗鬆症を予防したい
- ▶コレステロールが高めである

※前立腺肥大症
男性生殖器の1つである前立腺が肥大し、尿道などを圧迫し、尿が出にくくなったり、頻尿や残尿などの症状が現れます。なお、良性の腫瘍は肥大症、悪性の腫瘍は前立腺がんとなります。

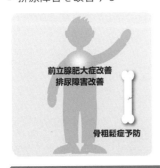

前立腺肥大症改善
排尿障害改善

骨粗鬆症予防

効果UP　カボチャ種子エキスは、ノコギリヤシと一緒にとることで、前立腺肥大症の予防に効果が上がるとされています。

ガルシニア
［脂肪の蓄積を抑制するスパイス］

　ガルシニアは、インドや東南アジアなどに生育するオトギリ草科の常緑樹です。ガルシニア・カンボジアとも呼ばれます。果実や果皮が香辛料として利用されています。

　果皮に含まれるヒドロキシクエン酸が、ブドウ糖からの脂質合成を阻害し、脂肪の蓄積と肥満を予防すると考えられています。ヒドロキシクエン酸は、脂肪酸の産生も阻害するため、体脂肪が分解・使用されることになり、肥満の改善に効果的であると考えられています。また、脳下垂体を刺激して食欲を抑制する効果もあるとされ、食べる量が減り、肥満の予防に有効であるとされています。

効能・効果

- 脂肪の蓄積を抑制する
- 肥満を改善する
- 食欲を抑制する

食欲抑制
肥満改善
脂肪蓄積抑制

こんな悩み・目的に役立つ

▶体脂肪を減らしたい
▶食べ過ぎになる
▶肥満を改善したい

★2002年の厚生労働省医薬局食品保健部長通知「ガルシニア抽出物を継続的に摂取する健康食品に関する情報提供について」により、過剰摂取を控える旨の注意喚起が行われています。

注意! ガルシニアは、ラットへの実験で、悪心（おしん）、胃腸の不快感、頭痛などの悪影響が認められています。このため、厚生労働省から、摂取にあたり注意を促す通知がされています。★

SUPPLEMENT

20 甘草
［百薬の毒を消す漢方生薬］

　甘草(かんぞう)は、マメ科の多年草で、中国では、根茎の部分が漢方薬として用いられています。★

　胃腸の消化・吸収機能の改善、止血などの効果があり、胃潰瘍や十二指腸潰瘍の改善に有効とされています。喉の痛みの緩和や、痰の症状の改善にも有効とされています。

　甘草に含まれるグリチルリチンの構成成分であるグルクロン酸は、肝臓で有毒物質と結合して排泄を促す解毒作用があることが研究で明らかになってきています。

　甘草は、薬物に対しても解毒作用があり、「百薬の毒を解(げ)す」「百薬を調和する」などといわれ、漢方ではさまざまな薬に配合されています。★

★甘草の抽出物は、既存添加物として、甘味料、酸化防止剤、苦味料などに使用されます。

★処方名に「甘」の文字が入っている漢方薬は、甘草が配合されていることを意味しています。

効能・効果

● 胃腸の機能を改善する
● 肝臓の機能を高める
● 喉の痛みをやわらげる

こんな悩み・目的に役立つ

▶胃潰瘍を解消したい
▶肝臓の機能が低下している
▶喉の調子が悪い

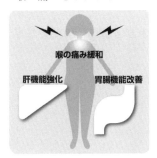

喉の痛み緩和

肝機能強化　　　胃腸機能改善

21 肝油
[『老人と海』にも登場する命の源]

★ヘミングウェイの著書
『老人と海』には、漁
師がサメの肝油を毎日
コップ1杯飲むという
描写があります。

★戦後の日本では、食料
不足で栄養の偏りや欠
乏がみられたため、学
校給食の栄養補助とし
て、ビタミンAとビ
タミンDを豊富に含
む肝油ドロップが配布
されていました。なお、
肝油ドロップの製造・
販売が始まったのは、
1911年です。

　肝油は、タラやエイ、サメなどの肝臓から抽出したエキスです。脂溶性のビタミンAとビタミンDを豊富に含んでいます。★

　ビタミンAは、皮膚や粘膜の健康を維持・向上させる働きがあります。ビタミンDは、骨の形成に重要となる働きがあります。★

　また、不飽和脂肪酸であるn−3系のEPAやDHAなども多く含まれ、血液の流れをよくしたり、体脂肪を燃焼させたりする働きが期待されます。

　また、抗酸化作用があり、若返り（アンチエイジング）の効果があるとされるスクアレンを多く含む深海ザメの肝油や、DPA（ドコサペンタエン酸）を多く含むマンボウの肝油なども、サプリメントとして用いられています。

効能・効果

- 免疫力を上げる
- 血流をよくする
- コレステロール値を下げる

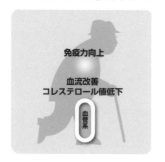

免疫力向上
血流改善
コレステロール値低下
血管系

こんな悩み・目的に役立つ

▶ 血液の流れをよくしたい
▶ コレステロール値を下げたい
▶ 若々しく健康に過ごしたい

キトサン
［カニの殻から抽出される 食物繊維］

　キトサンとは、カニやエビなどの甲殻類の殻、貝殻、昆虫類の外皮などに含まれる動物性食物繊維を加工したものです。★

　キトサンは、胆汁酸を排泄させてコレステロール値を下げたり、食塩の塩素を吸着し排出させて血圧を下げたりするといった作用が知られています。

　また、食物中の脂肪を吸着し排出させるため、肥満を予防するともいわれています。さまざまな有害成分を排泄する作用は、生活習慣病の予防のほか、がんの予防にも効果が期待されています。

　キトサンを成分とした製品には、特定保健用食品（第5章1参照）として許可されているものもあります。★

★キトサンは、不溶性食物繊維であるキチンを、アルカリ溶液に浸して加工したものです。総称して、キチン・キトサンあるいはキチン質と呼ばれることが多いです。

★特定保健食品として販売されている製品には、「コレステロールの吸収を抑え、血中コレステロールを低下させる働きのあるキトサンを配合しています。コレステロール値が高めの方や気になる方の食生活の改善に役立ちます」といった表示が認められています。

効能・効果

● コレステロールの吸収を抑制する
● 便秘を予防・改善する
● 肥満を予防する

こんな悩み・目的に役立つ

▶ コレステロール値を下げたい
▶ 便秘を改善したい
▶ 生活習慣病を予防したい

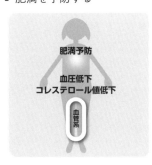

肥満予防

血圧低下
コレステロール値低下

血管系

23 キャッツクロー
[ジャングルに自生するハーブ]

キャッツクローは、アマゾン奥地のジャングルに自生する植物です。葉の付け根から猫の爪のような形のとげが出ていることで、「猫の爪」という意味のキャッツクローという名前が付けられています。★

アマゾンの先住民たちの時代から、免疫系や消化器系の病気の改善に用いられていたといわれています。★ 一般的には、樹皮を煮出して、茶として飲用します。

主要成分であるオキシインドール・アルカロイドという成分に、さまざまな作用が確認されています。

鎮痛・抗炎症作用と免疫力増強作用については、日本でもマウスによる実験で確認されています。人間を対象とした研究では、腰痛や神経痛に対する有用性が報告されています。

★キャッツクローは、1998年、当時のペルー大統領であったフジモリ氏がペルーの珍しい農産物として日本に紹介したものの1つです。フジモリ元大統領は、ペルーでキャッツクロー保護法を制定し、栽培・育成を奨励しました。

★1994年に世界保健機関（WHO）がキャッツクローを薬用植物として認定しています。

効能・効果

● 変形性関節症の痛みをやわらげる
● 腰痛や神経痛、関節リウマチの症状を改善する
● 免疫力を上げる

こんな悩み・目的に役立つ

▶ 腰痛や神経痛がつらい
▶ 関節リウマチなどの関節炎がある
▶ がんを予防したい

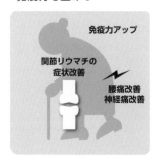

免疫力アップ

関節リウマチの
症状改善

腰痛改善
神経痛改善

24 GABA
［不安を緩和する神経伝達物質］

GABAは、脳内に多く存在するγ－アミノ酪酸というアミノ酸で、神経伝達物質の１つです。抑制系神経伝達物質と呼ばれています。興奮を鎮めたり、リラックスさせたり、ドーパミンなどの興奮系の神経伝達物質が過剰に分泌されるのを抑制したりする働きがあるとされています。

　天然のアミノ酸で、人間の体内でも合成されますが、強いストレスにさらされていたりすると、体内の量が不足した状態となります。また、加齢にともなって、体内の量が減少するともいわれています。

　GABAを成分とした製品には、特定保健用食品（第５章１参照）として許可されているものもあります。★

★特定保健用食品として販売されている製品には、「γ－アミノ酪酸（GABA）を含んでおり、血圧が高めの方に適した食品です」といった表示が認められています。

効能・効果

- リラックス効果がある
- 血圧を低下させ、安定させる
- ストレスを軽減させる

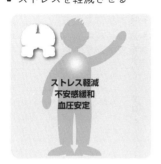

ストレス軽減
不安感緩和
血圧安定

多く含む食品

- 発芽玄米
- 玄米
- ギャバロン茶
- 糠漬け
- ナス
- アスパラガス

こんな悩み・目的に役立つ

▶血圧が高めである
▶ストレスがたまっている
▶緊張をやわらげたい

25

クマザサ
[広範囲に利用されてきた 伝統の民間薬]

※クマザサ
　冬になると葉の外側が白くなり、隈ができることから「隈笹」と名づけられました。また、冬眠から覚めた熊が食べることから、「熊笹」と名づけられたともいわれます。

※パンフォリン
　多糖類のパンフォリンには、防腐作用があるとされています。なお、ササの葉には、防腐効果があるとされ、古くから食品の保存に用いられてきました。

　クマザサ※は、ササの一種で、温帯から亜熱帯に分布します。日本では、山野に自生するほか、観賞用に庭園などで栽培されています。また、古くから民間薬として使用されてきました。

　新鮮な若葉を乾燥させ、健康茶として飲用します。生葉をミキサーにかけて青汁として飲用されることもあります。

　クマザサの葉には、鉄、カリウム、マグネシウム、カルシウムなどのミネラル、ビタミンC、ビタミンB1、ビタミンB2、ビタミンKなどのビタミン、葉緑素であるクロロフィル、多糖類であるパンフォリン※、食物繊維であるリグニンなどが含まれています。

　これらが、血圧や血糖値を下げたり、胃腸の働きを強化したり、免疫力を増強させたり、さまざまな効果を発揮していると考えられています。

効能・効果
- 疲労回復の効果がある
- 健康を維持・増進する
- 胃腸の働きをよくする

こんな悩み・目的に役立つ
▶疲れ気味である
▶胃腸が弱い
▶免疫機能を高めたい

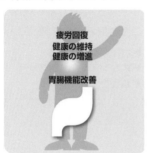

疲労回復
健康の維持
健康の増進

胃腸機能改善

グルコサミン
［関節の痛みをやわらげる］

グルコサミンは、ブドウ糖から合成されるアミノ糖の一種です。人体の軟骨や関節液に含まれ、クッションの役割を果たしています。★

膝などの関節は、長年、使用された結果、軟骨がすり減ります。加齢にともなって、体内でのグルコサミンの合成が低下するため、さらに軟骨が減り、骨と骨とがこすれ合って痛みが出るようになります。グルコサミンを補給することで、軟骨がすり減るのを抑え、軟骨の再生を促進します。

★サプリメントには、カニやエビなどの甲殻類の殻に含まれている成分が利用されています。

効能・効果

● 膝などの痛みをやわらげる
● 関節の動きを滑らかにする

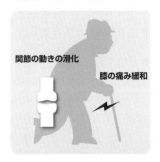

関節の動きの滑化

膝の痛み緩和

多く含む食品

● 軟骨　● 干しエビ
● 山芋　● オクラ

こんな悩み・目的に役立つ

▶ 歩くときに膝の痛みが気になる
▶ 関節に違和感や痛みがある

効果UP 細胞や組織に弾力性や保水性を与えるコンドロイチン硫酸と一緒にとることで、効果が高まることが期待されています。

注意! エビやカニにアレルギーがある場合、グルコサミンを使用する際には注意が必要です。

SUPPLEMENT

27 クロレラ
［緑の色素でがんを予防］

※淡水性
塩分を含まない真水で生息していることをいいます。

★クロレラは、1890年に、オランダの微生物学者であるバイエリングによって発見されました。第二次大戦後は、「未来の食糧」として研究が盛んに行われ、1950〜1960年代に、NASA が宇宙食として利用を検討し話題になりました。クロレラ末（粉末）は、食品添加物の着色料として使用が認められています。

クロレラは、淡水性※の緑藻です。葉緑素であるクロロフィルのほか、カルシウム、マグネシウム、鉄などのミネラル、ビタミンA、ビタミンB群、ビタミンC、ビタミンE、ナイアシンなどのビタミン類、良質なたんぱく質などを豊富にバランスよく含んでいます。★

クロロフィルは、血栓を予防したり、血圧やコレステロールを低下させたり、肝臓や腎臓の機能を高めたりするほか、抗がん作用が注目されています。

クロレラの成長因子は、細胞の働きを促進させ、若返りの効果が期待されています。

効能・効果
- 良質な栄養素を補給する
- 肝臓や腎臓の機能を高める
- 細胞の新陳代謝を促進する

こんな悩み・目的に役立つ
▶ 栄養が偏りがちである
▶ がんを予防したい
▶ 肝臓や腎臓が弱い

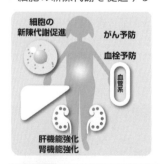

細胞の新陳代謝促進　がん予防　血栓予防　血管系　肝機能強化　腎機能強化

注意！ クロロフィルが分解されてできるフェオホルバイドは、光過敏症などの皮膚障害の原因となることが知られているため、過剰に摂取しないよう注意が必要です。

桑の葉
［血糖値をコントロールする］

桑は、クワ科の落葉樹で、葉、根、果実などが生薬や食品として用いられています。★ 桑の葉は、血糖値の上昇を抑制したり、コレステロール値を下げたり、整腸作用や肝臓・腎臓機能の改善などの作用があるとされています。

桑の葉には、ビタミンB1、ビタミンA、カロテン、フラボノイド、ミネラル、食物繊維などが多く含まれています。桑の葉に含まれる1−デオキシノジリマイシンは、小腸に存在する分解酵素であるαグルコシダーゼと結び付いてブドウ糖の吸収を抑え、血糖値をコントロールすることが注目されています。

桑の葉は、「健康茶」と呼ばれ、糖尿病やメタボリックシンドロームの予防、ダイエットの効果などを期待して、よく飲用されています。

★桑の根は、漢方薬（生薬）「桑白皮」として、消炎作用、利尿作用、鎮咳の薬に用いられています。

効能・効果

● 血糖値の上昇を抑制する
● 便秘を改善する
● 肝臓の機能を高める

こんな悩み・目的に役立つ

▶ 血糖値が高めである
▶ 便秘気味である
▶ 二日酔いがつらい

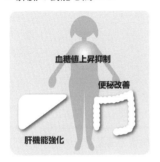

血糖値上昇抑制
便秘改善
肝機能強化

高麗人参
［滋養強壮の効果］

※気
五臓（心臓・肝臓・肺臓・脾臓・腎臓）六腑（大腸・小腸・胃・胆・膀胱）の生理的機能のことです。

※配糖体
糖と他のさまざまな成分が結合した有機化合物です。

★江戸時代、幕府が高麗人参の栽培を奨励し種子を諸藩に配布したことから、種子を賜る人参として敬称をつけ、「御種人参」と呼んだといわれます。

　高麗人参は、朝鮮人参ともいわれ、中国では、古くから気※を補う漢方薬（生薬）として利用されてきました。一般的には、根の部分を乾燥させたものを煎じて飲用します。

　高麗人参には、サポニン配糖体※という植物の根や葉、茎などに含まれる苦味やえぐ味のもとになる成分が多く含まれています。サポニン配糖体は、血糖値を下げたり、コレステロール値を下げたり、心臓の収縮力を高めたり、免疫力を高めたりするとされています。また、ビタミンやミネラルなどさまざまな成分が複合的に作用し、滋養強壮効果を発揮するとされています。

　日本でも医薬品としても用いられ、虚弱体質の改善、肉体疲労の回復、病中病後の体力回復の効能があるとされています。★

効能・効果

● 疲労回復の効果がある
● 強心作用がある

こんな悩み・目的に役立つ

▶虚弱体質を改善したい
▶疲れ気味である

疲労回復
滋養強壮
強心作用

注意! 抗利尿作用があり、腎機能障害で尿量減少やむくみがあるとき、感冒（風邪）で発熱があるとき、高血圧の症状があるときには、使用できないとされています。

コエンザイムQ10
[アンチエイジングに期待]

コエンザイムQ10は、ユビキノンともいわれる脂溶性のビタミン様物質（⑤参照）です。エネルギー源であるアデノシン３リン酸（ATP）を合成するのに欠かせない補酵素であり、体内では、心臓、肝臓、腎臓に多く分布し、人間の身体の中にも存在しています。

コエンザイムQ10は、もともとは心筋機能を改善する薬として用いられてきました。ビタミンEに近い抗酸化力があるとされ、老化を防止する効果が期待されています。

効能・効果

- 抗酸化作用がある
- 老化を防ぐ
- 虚血性心疾患を改善する

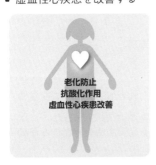

老化防止
抗酸化作用
虚血性心疾患改善

多く含む食品

- イワシ
- マグロ
- 牛肉
- ピーナツ
- ホウレンソウ
- カツオ
- 豚肉
- 卵
- ブロッコリー

こんな悩み・目的に役立つ

- ▶若返りたい（アンチエイジングしたい）
- ▶肌に張りをもたせたい
- ▶虚血性心疾患のリスクを減らしたい

効果 UP 抗酸化作用をもつビタミンEやビタミンCと一緒にとることで効果が高まることが期待されます。

SUPPLEMENT 31

コラーゲン
［細胞の老化を防ぐ］

コラーゲンは、皮膚や血管、骨、軟骨、腱などに存在する、細長い形をした繊維状のたんぱく質です。私たちの身体を構成するたんぱく質の約30%を占めています。

コラーゲンは、細胞同士を結びつける役割を果たしています。コラーゲンが強化されることで、細胞の新陳代謝も活発になります。皮膚では、細胞に酸素や栄養を取り込み、老廃物を取り除く動きが活発になり、肌のみずみずしさが保たれ、しみやしわを防ぐ働きをします。骨では、カルシウムの沈着を助ける働きをします。細胞が活性化されることで、免疫力が高まることも期待できます。★

★ただし、人に対する有効性については、データが十分ではなく、体内での働きも明らかになっていません。

★コラーゲンを加熱処理したものは、ゼラチンとしてゼリーに用いられます。

効能・効果

- 肌の老化を防ぐ
- 骨を強くする
- 目に潤いを与える
- 免疫力アップ

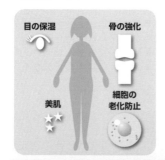

多く含む食品★

- フカヒレ
- 鶏手羽
- 鶏皮
- 牛筋

こんな悩み・目的に役立つ

- ▶肌の潤いを保ちたい
- ▶関節炎や骨粗鬆症を予防したい
- ▶老化を防ぎたい

 効果 UP コラーゲンの形成には、ビタミンCが重要な役割を果たしています。ビタミンCや鉄分と一緒にとることで効果が高まることが期待されます。

SUPPLEMENT

32 コンドロイチン
[軟骨の基になる]

　コンドロイチンという名前の語源は、ギリシア語で「軟骨」を意味するコンドロスです。★ コンドロイチン硫酸※またはコンドロイチン硫酸塩ともいわれます。水分を保有し、皮膚や軟骨、結合組織、粘液などに含まれ、クッションや潤滑油の働きをしています。ムコ多糖類※という糖類の一種である食物繊維です。

　機能や役割は、十分に明らかになっていません。水分を保有する成分で、細胞や組織に水分と弾力を与えるのに重要な役割を果たすと考えられています。

★コンドロイチンは、1861年にドイツのフィッシャー博士らが、軟骨から分離することに成功し、注目されました。

※コンドロイチン硫酸
　点眼液として、ドライアイの症状緩和に用いられます。

※ムコ多糖類
　よく知られたものに、ヒアルロン酸(36参照)があります。

★コンドロイチンは、粘りのある食品に多く含まれています。

効能・効果	多く含む食品★

効能・効果
- 関節の動きに違和感や痛みがある
- 動脈硬化を改善したい

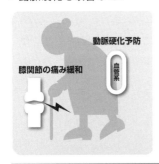

膝関節の痛み緩和　動脈硬化予防　血管系

多く含む食品★
- フカヒレ
- ウナギ
- 納豆
- オクラ
- 山芋

こんな悩み・目的に役立つ
▶関節の動きに違和感や痛みがある
▶動脈硬化を改善したい

効果UP　グルコサミンと一緒にとることで、効果が高まることが期待されています。コンドロイチンとグルコサミンを複合したサプリメントも販売されています。

33 ザクロ
［エストロゲン様の植物性ホルモンに期待］

ザクロは、イラン、アフガニスタンを原産とする果樹です。中国では、幹や枝、皮を乾燥させ、整腸、止血、回虫などの駆除の漢方薬（生薬）として用いられてきました。

また、生食されたり、ジュースやシロップ、リキュールなどに加工し食用されたりしています。

ザクロの果実には、種子に女性ホルモンであるエストロゲン※に似た働きをする植物性ホルモンが含まれるとされています。このため、女性ホルモンが減少したり、バランスが崩れたりすることで起きる更年期障害などの症状を改善する効果が期待されています。

そのほかにも、ポリフェノールや、クエン酸などの有機酸、カリウム、ビタミンCなどを含み、これらの成分が発揮する効果も期待されています。★

※エストロゲン
　女性ホルモンの1つであるエストロゲンは、卵胞ホルモンとも呼ばれます。エストロゲンの分泌が減少すると、骨粗鬆症や脂質異常症を引き起こしやすくなります。

★ザクロなどの植物性ホルモンを摂取することで、環境ホルモンに対する感受性が低くなり、環境ホルモンからの悪影響を予防できるのではないかという推測があります。

効能・効果
- 更年期障害の症状をやわらげる
- ホルモンバランスを整える
- 健康維持と美容に効果がある

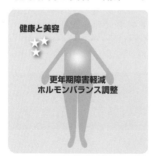

健康と美容

更年期障害軽減
ホルモンバランス調整

こんな悩み・目的に役立つ
▶ 更年期障害の症状がつらい
▶ 女性らしく若々しく過ごしたい
▶ ストレスを解消したい

34 サメ軟骨
［抗がん作用で注目］

　サメ軟骨とは、中国料理の高級食材であるフカヒレのことで、古くから食用されています。

　サメの骨は、血管のない軟骨でできています。★ 軟骨には、血管の生成を抑制する成分が含まれていると考えられ、その成分が、がんに栄養を運ぶ血管を作り出すことを抑える作用（血管新生抑制作用）があると考えられたのです。★

　サメの軟骨は、ムコ多糖体の一種であるコンドロイチン硫酸を豊富に含みます。コンドロイチン硫酸は、細胞や組織に水分と弾力を与え、関節の痛みをやわらげたり、肌に潤いを与えたり、免疫力を高めたりする効果が期待されています。

★サメは、がんを発症しないといわれ、サメの軟骨を人間のがん予防に応用する研究が行われるようになりました。しかし、その後の研究で、サメも腎臓がん、リンパ腫、軟骨腫などを発症することが明らかになっています。

★末期がんの83歳の元ボクサーが、サメ軟骨を摂取することでジョギングができるまでに復活した姿がアメリカのテレビで放映され、日本でも話題になりました。

効能・効果

● 関節の痛みをやわらげる
● 肌の潤いを保つ
● 免疫力を高める

こんな悩み・目的に役立つ

▶ 関節痛や違和感がある
▶ 肌の老化を予防したい
▶ 免疫力を高めたい

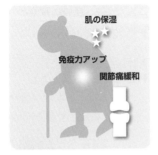

肌の保湿

免疫力アップ

関節痛緩和

注意! サメ軟骨には、抗がん作用があるという説がありますが、比較実験によって、抗がん作用はないという結果もあり、現在のところ有効性を示す科学的データは得られていません。

サラシア
［インド伝統医学で利用されてきたハーブ］

※アーユルヴェーダ
サンスクリット語でアーユス（生命）とヴェーダ（知識）が合わさったものでインドの伝統医学をいいます。

★野生種を利用するため、採取の時期や場所によって品質が異なることが多いといわれます。

★スリランカでは、王族が、サラシアの根や幹でコップをつくり、その中に水や酒を入れて飲むことで、糖尿病を予防していたといわれます。

サラシアは、インドやスリランカ原産のツル性の植物です。インドの伝統医学であるアーユルヴェーダ※でも利用されてきました。★

根や幹を砕いて粉末にし、煎じて飲む方法が一般的です。

サラシアには、サラシノール、コタノールという成分が含まれています。サラシノールおよびコタノールが、糖質をブドウ糖に分解する酵素である α−グルコシダーゼの働きを阻害すると考えられています。★

サラシアに含まれるポリフェノール類やテルベノイド類は、腸で脂肪代謝酵素の働きを阻害して、脂肪の吸収を抑えたり、脂肪分解を促進したりする効果が期待されています。

また、善玉菌を増加させて悪玉菌を減少させることで、腸内環境を整える効果も期待されています。

効能・効果

- 血糖値の上昇を抑える
- 腸内の環境を整える
- 脂肪を燃焼させる

こんな悩み・目的に役立つ

- ▶糖尿病を予防・改善したい
- ▶体脂肪を減らしたい
- ▶腸内環境を改善したい

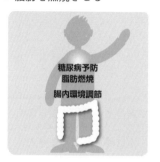

糖尿病予防
脂肪燃焼
腸内環境調節

36

シジミ
［二日酔いの朝の定番］

シジミは、古くから肝臓に効く食品として知られ、★ 肝臓病の治療にも用いられてきました。

シジミに含まれるタウリンやメチオニンなどの良質のたんぱく質が、弱った肝機能を修復します。

また、ビタミンB群も多く含まれ、特にビタミンB12は、酵素代謝や核酸合成に働き、肝機能を活性化します。

ビタミンB12には造血作用もあり、血液循環をよくし、貧血を予防したり、記憶力・集中力を高めたりする効果があるとされています。

★よく、「二日酔いの朝には、シジミの味噌汁を飲むと効く」といわれます。

効能・効果

- ● 肝機能を回復・強化する
- ● 造血作用がある
- ● 記憶力や集中力を高める

こんな悩み・目的に役立つ

- ▶二日酔いがつらい
- ▶貧血気味である
- ▶記憶力や集中力の低下が気になる

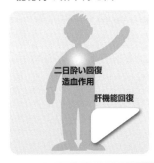

二日酔い回復
造血作用

肝機能回復

効果 UP 水溶性のビタミン B12は、煮て調理すると煮汁に流れ出ます。このため、味噌汁などにして摂取する場合、シジミの身を食べるより煮汁を飲んだほうが、肝臓への効果は高いといえます。

37 シソの葉
［香気爽やかな薬味］

※シソ
漢字では、紫蘇と表記します。葉の色が紫色で、爽やかな香気が食欲を増進させ人を蘇らせることから名づけられたといいます。

シソ※の葉は、食品としても薬としても用いられています。日本では、刺身に添えたり、薬味にしたりしてよく食事の際に使用されます。赤ジソ、青ジソ、穂ジソがありますが、最も栄養価が高いのは、青ジソです。

シソの香気成分には、発汗作用、胃液の分泌促進作用、胃腸の運動促進作用、利尿作用などがあるとされています。

香気が気分を爽快にさせ、悪心や嘔吐、胸の息苦しさなどの症状、ストレスの緩和に効果があるとされています。また、風邪の初期にも有効であるとされています。

効能・効果

● 悪心や嘔吐の症状を改善する
● 発汗作用がある
● 胃腸の働きをよくする

こんな悩み・目的に役立つ

▶ 食欲がない
▶ 風邪をひいて息苦しい
▶ 胃腸が弱っている

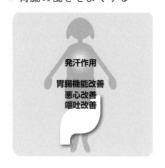

発汗作用

胃腸機能改善
悪心改善
嘔吐改善

SUPPLEMENT

38 生姜
[オフィスでの冷え対策に]

生姜は、ショウガ科の多年草で、日常的に食用されています。漢方薬では、「生姜」※ という名称で、生薬としてよく処方されています。

生姜の辛味は、ジンゲロンとショウガオールという成分で、根茎に多く含まれています。ジンゲロンとショウガオールは、嘔吐や吐き気を予防する鎮吐剤、また、消化機能を高める健胃剤として、漢方薬に配合されます。

生姜は、末梢血管の循環をよくして身体を温め発汗を促す作用、胃を刺激して食欲を増進させ消化機能を高める作用、蠕動運動を亢進して排便を促す作用などがあるとされています。

※生姜
　生薬の生姜は、生姜の表皮を石灰汁につけて天日乾燥させたもの（乾姜）です。

効能・効果

- 血行を促進する
- 食欲を増進させる
- 消化機能を高める
- 身体を温め発汗をよくする

こんな悩み・目的に役立つ

- ▶冷え性に悩んでいる
- ▶食欲がない
- ▶風邪気味である

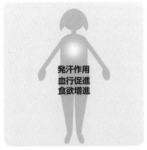

発汗作用
血行促進
食欲増進

効果
UP

生姜は、熱を加えるとショウガオールやジンゲロンが増加します。このため、冷え性や風邪のひき始めには、生姜湯が有効であるとされています。

植物酵素
［多数の植物食材
＋酵素で効果アップ］

SUPPLEMENT
39

※発酵
微生物の働きで有機物を分解し、別の有用な物質を生成する過程をいいます。

植物酵素とは、野菜や果物、穀類、海草類などの植物を発酵※させたものをいいます。数十種類から百数種類のさまざまな植物を組み合わせ、発酵させたものが、飲料やゼリー、サプリメントなどとして発売されています。

植物酵素には、多数の食材を一度に手軽に摂取することができるという利点があります。より効果が上がるように、素材や成分を追加配合したサプリメントや、発酵方法に工夫したサプリメントもあります。

★酵素の働きは、未解明な部分も多いですが、植物酵素には、体内でつくられる SOD（⑫参照）と同様の抗酸化作用があると考えられ、注目されています。

植物酵素は、栄養素の補給のほか、腸内環境を整えたり、新陳代謝をよくしたり、免疫力を向上させたり、病気や老化を予防したりと、さまざまな効果が期待されています。美容やダイエットの目的でも使用されています。★

効能・効果

● 新陳代謝をよくする
● 免疫力を上げる
● 便秘を解消する

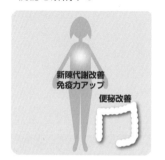

新陳代謝改善
免疫力アップ
便秘改善

こんな悩み・目的に役立つ

▶ 若々しく健康に過ごしたい
▶ 疲労や肌荒れを解消したい
▶ 便秘を解消したい

40 食物繊維
[第六の栄養素]

「日本食品標準成分表」では、食物繊維※は、人間の消化酵素では消化されない難消化性成分の総体と定義されています。

水溶性食物繊維には、ペクチン、グルコマンナン、イヌリンなどの種類があり、コレステロールの吸収を抑制したり、小腸での糖質の吸収速度を遅らせたり、血糖値の急激な上昇を抑えるといわれます。不溶性食物繊維には、セルロース、ヘミセルロース、リグニンなどの種類があり、腸内の環境を整え、便秘を解消したり、大腸がんを予防するといわれます。

食物繊維を成分とした製品には、特定保健用食品（第5章1参照）として許可されているものもあります。★

効能・効果

- 腸内環境を改善する
- コレステロールの吸収を抑制する
- 糖尿病を予防する

多く含む食品

- 海草類
- キノコ類
- 野菜類
- 果物類
- ナッツ類

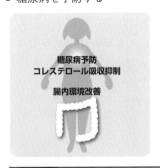

糖尿病予防
コレステロール吸収抑制

腸内環境改善

こんな悩み・目的に役立つ

- ▶生活習慣病を予防したい
- ▶便秘を解消したい

注意! 食物繊維は、過剰に摂取するとカルシウムなどのミネラルの吸収を阻害する場合があるので、注意が必要です。

※食物繊維
　糖質と食物繊維をあわせたものが、炭水化物です。食物繊維は、消化されないため不要なものと考えられていました。しかし、生活習慣病予防の効果が注目され、ビタミン、ミネラルに次いで、「第六の栄養素」と呼ばれるようになりました。動物性と植物性とがあり、また、水に溶けるかどうかで、水溶性と不溶性に分類されます（第2章8参照）。

★特定保健用食品として販売されている製品には、「お腹の調子を整えます」「血糖値が気になる方に適しています」といった表示が認められています。

41

SUPPLEMENT

深海ザメエキス
［深海に棲むサメの肝油］

深海ザメエキスは、シャークリバーオイルとも呼ばれ、水深1,000mを越す深海に生息するサメ（アイザメ）から採取される肝油です。

アイザメが、高水圧、低酸素、暗闇、厳寒という深海の劣悪な環境下でも活動できるのは、アイザメがもつ大きな肝臓に理由があるのではないかと考えられています。

アイザメでは、体重の約4分の1が肝臓で、肝臓の約4分の1の量の肝油をつくり出します。肝油の約90％がスクワレンという不飽和炭化水素※で、スクワレン※に、肝機能を回復・向上させたり、胃腸の潰瘍や炎症を修復したりする効果があるといわれています。

※不飽和炭化水素
　酸素と結合しやすい状態の水素であり、酸素と結合する働きが細胞の活性化に役立っていると考えられています。

※スクワレン
　人の体内でもつくられるもので、皮脂中に存在しています。

★スクワレンに水素を添加し、酸化しにくい状態としたスクワランは、栄養クリーム、薬用クリーム、口紅、ファンデーション、医薬品軟膏、坐薬などに用いられてきました。

効能・効果

● 肝機能を回復させる
● 胃腸の潰瘍・炎症を修復する
● 肌を滑らかにする

多く含む食品

● 綿実油
● オリーブ油
● サメなど魚類の肝油★

こんな悩み・目的に役立つ

▶ 肝機能を強くしたい
▶ 肌に潤いを与えたい

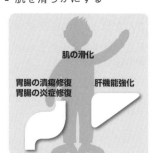

肌の滑化

胃腸の潰瘍修復
胃腸の炎症修復

肝機能強化

注意! スクワレンに抗がん作用があることが研究発表されていますが、科学的に十分証明されているとはいえません。

SUPPLEMENT 42 スッポン
［体力補強に］

スッポンは、淡水性のカメの一種で、日本、中国、東南アジア、ロシア、アメリカ、アフリカなど、温帯から熱帯にかけての地域に広く生息しています。★ 中国では、滋養強壮や不老長寿に効果があるとして、3000年以上も前から食用されていたといいます。また、漢方薬としても用いられています。

スッポンには、良質のたんぱく質、必須アミノ酸、ビタミン、ミネラルがバランスよく含まれています。動物ですが、植物性油脂と同様の性質をもつ不飽和脂肪酸のリノール酸が多く含まれ、疲労の回復や気力や体力の充実に効果を発揮すると考えられています。また、リノール酸は、コレステロール値を減少させ、動脈硬化の予防にも有効であるとされています。

鉄、ビタミンB群などは、造血作用があり、貧血改善の効果が期待できます。

★『続日本紀』に、7世紀末の文武天皇の時代に、近江の国（現滋賀県）からスッポンが献上されたことが記されています。

効能・効果

● 疲労回復の効果がある
● 滋養強壮の効果がある
● 造血作用がある

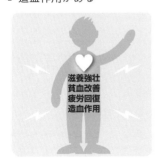

滋養強壮
貧血改善
疲労回復
造血作用

こんな悩み・目的に役立つ

▶疲れやすく、気力がない
▶体力をつけたい
▶貧血気味である

注意！ リノール酸の過剰摂取は、生活習慣病やアレルギー性疾患を促進することが知られており、注意が必要です。

スピルリナ
［消化しやすいバランスのとれた栄養補助食品］

※スピルリナ
　ねじれた形をしている
　ので、ラテン語で「螺
　旋」を意味するスピル
　リナと名付けられたと
　いわれています。

※藍藻
　核、ミトコンドリア、
　葉緑体などの細胞器官
　をもたない原核生物で
　す。

　スピルリナ※は、藍藻※の一種で、熱帯地方の高塩分・高アルカリ性の湖などに自生しています。葉緑素であるクロロフィルをもつ植物プランクトンで、光合成を行います。

　良質で豊富なたんぱく質を含み、必須アミノ酸（第2章8参照）をすべて含んでいるといわれます。そのほか、ビタミンB群、β−カロテン、ミネラル類なども多く含んでいます。

　スピルリナに含まれる栄養素は、摂取したときに消化・吸収がよく、多種類が豊富にバランスよく含まれているので、優れた栄養補助食品として利用されてきています。

効能・効果

● バランスよく栄養を補給する
● 肝臓や腎臓の機能を高める
● がんを予防する

こんな悩み・目的に役立つ

▶栄養が偏りがちである
▶生活習慣病を予防したい
▶がんを予防したい

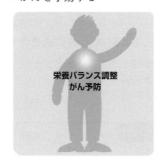

栄養バランス調整
がん予防

44 西洋ヤナギ
［腰痛や関節痛の症状緩和に］

西洋ヤナギは、ヤナギ科ヤナギ属の植物で、ユーラシア大陸から北アフリカまで広く分布しています。古くから鎮痛作用があることが知られており、ヨーロッパなどでは民間療法に用いられていました。

西洋ヤナギに含まれるサリシンが、体内でサリチル酸※となり、痛みや炎症の原因物質であるプロスタグランジンの生成を抑制し、鎮痛作用を発揮すると考えられています。★

西洋ヤナギには、サリシン類以外にも、フラボノイド類やプロシアニジン類などのポリフェノール化合物が豊富に含まれ、身体に有効に働いていると考えられています。

効能・効果

* 腰痛の症状をやわらげる
* 関節の痛みや炎症をやわらげる
* 鎮痛作用・解熱作用がある

こんな悩み・目的に役立つ

▶ 関節や腰に痛みや違和感がある
▶ 関節に炎症がある

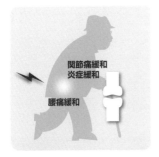

関節痛緩和
炎症緩和
腰痛緩和

注意！ アスピリンと併用すると、作用が増強したり副作用が現れることがあり、注意が必要です。また、アスピリンにアレルギーがある場合は、摂取は避けます。

※サリチル酸
サリシンが分解されてできるもので、サリチル酸をさらに加工したものがアセチルサリチル酸です。アセチルサリチル酸は、アスピリンとして鎮痛剤に使用されています。

★ヨーロッパでは、古代ギリシャの医者であるヒポクラテスが、2000年以上前に、著書に「柳の皮を煎じて飲むと痛みがとれる」という内容を記しています。日本でも、「ヤナギでつくった楊枝を使うと歯が疼かない」といわれます。また、経文に「釈迦はいつもヤナギの枝をくわえていた」と記されているそうです。

45 セサミン
［ゴマ特有の成分］

セサミンは、ゴマに含まれるリグナン類（⑱参照）の一種です。ゴマは、食品や飲料に特別な風味を与える香辛料の一種として、食用のほかゴマ油として用いられています。★ ゴマリグナン※は、食物繊維の一種で、抗酸化作用があることに注目されています。

セサミンには、血圧降下作用、血中コレステロール低下作用、アルコールの分解促進作用などがあるとされています。

なお、ゴマペプチドを成分とした製品には、特定保健用食品（第5章1参照）として許可されているものもあります。★

★ゴマ油の抽出物は、既存添加物として、酸化防止剤に使用されます。

※ゴマリグナン
「ファイト・エストロゲン」とも呼ばれ、女性ホルモンであるエストロゲン（⑬参照）と似た働きをします。

★特定保健用食品として販売されている製品には、「ゴマペプチドを含んでおり、血圧が高めの方に適した飲料です」といった表示が認められています。

効能・効果

- 血圧を降下させる
- 血中コレステロールを低下させる
- 抗酸化作用がある

こんな悩み・目的に役立つ

▶ 血圧が高めである
▶ 動脈硬化が気になる
▶ アルコールをよく飲む

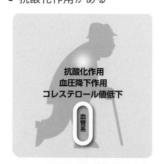

抗酸化作用
血圧降下作用
コレステロール値低下

血管系

効果 UP セサミンは、抗酸化作用をもつビタミンEと一緒にとることで、効果が高まることが期待されています。

SUPPLEMENT 46

センナ茎
［便秘改善のための下剤に使用］

センナは、アフリカ原産のマメ科の植物です。アレキサンドリアセンナとチンネベリセンナの2種類があります。センナは、食品に使用可能なのは、茎の部分で、日本でも古くから、下剤として用いられてきました。★

センナ茎に含まれるセンノシドという成分が、腸内通過時間を早めたり、蠕動（ぜんどう）運動を高めて腸内細菌を増やしたり、緩下（かんげ）作用で排便を促したりして、便秘の改善に働くと考えられています。

また、便秘にともなう頭痛やのぼせ、肌荒れ、痔の改善などのためにも用いられてきました。★

★センナの小葉は、漢方薬（生薬）では「番瀉葉（ばんしゃよう）」として緩下剤に用いられています。

★センナの果実、小葉、葉柄、葉軸は、厚生労働省が示す分類では、「専ら医薬品として使用される成分本質（原材料）」とされています。

効能・効果

- 便秘を改善する
- 痔を改善する
- 過敏性の腸疾患を改善する

こんな悩み・目的に役立つ

▶ 便秘を解消したい
▶ 腸が過敏である
▶ 痔に悩んでいる

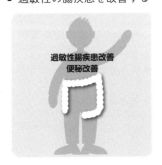

過敏性腸疾患改善
便秘改善

47 大豆イソフラボン
［植物性エストロゲン］

SUPPLEMENT

大豆イソフラボンは、ポリフェノールの一種です。植物性エストロゲンとも呼ばれ、体内で女性ホルモンのエストロゲン（33参照）に似た働きをすることが知られています。

更年期になると、エストロゲンの分泌が低下し、ホルモンバランスが崩れて、更年期障害と呼ばれるさまざまな症状が現れます。大豆イソフラボンは、更年期の不定 愁 訴※などさまざまな症状に有効であるといわれます。

また、骨量の増加作用や抗酸化作用があることが知られています。

※不定愁訴
漠然とした身体の不調を訴えることをいいます。

効能・効果

- 更年期障害の症状を改善する
- 骨粗鬆症を予防する
- 血流改善の効果がある
- がんを予防する

多く含む食品

- 大豆
- 納豆
- 豆腐
- 味噌
- 油揚げ
- 黄粉

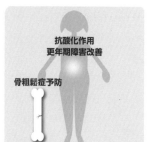

抗酸化作用
更年期障害改善

骨粗鬆症予防

こんな悩み・目的に役立つ

▶骨粗鬆症を予防したい
▶更年期障害の症状がつらい
▶がんを予防したい

注意! 摂取する場合の安全上、大豆イソフラボンの1日摂取目安量の上限は、食品安全委員会により、70〜75mgとされています。また、特定保健用食品としての大豆イソフラボンの1日の上乗せ摂取量の上限値は、30mgとされています。

48 大豆サポニン
［太りにくい身体づくりに期待］

SUPPLEMENT

大豆サポニンは、大豆に含まれる配糖体です。生の大豆より、大豆を原料につくられた豆腐や豆乳により多く含まれるといいます。

大豆サポニンは、腸の絨毛[※]に作用し、脂質の吸収を抑制したり、脂質が蓄積した絨毛を正常に戻したりします。これによって、肥満を予防すると考えられ、健康素材として注目されています。★

大豆サポニンは、過酸化脂質が生成されるのを抑制し、脂質代謝を促進するといわれ、脂質異常、高血圧症、動脈硬化などの症状の改善に効果があるとされています。

※絨毛
小腸の粘膜にある、柔らかく細かい突起のことです。表面積を増やして栄養素を効率よく吸収します。

★肥満体質の人は、腸の絨毛が脂質を吸収しやすくなっているために太りやすくなっていると考えられています。大豆サポニンが絨毛に作用して、脂質の吸収を抑え肥満を予防する効果は、ラットによる実験で確認されています。

効能・効果

* 肥満を抑制する
* 動脈硬化を予防する
* 過酸化脂質を抑制する

こんな悩み・目的に役立つ

▶太りやすい
▶中性脂肪の増加が気になる
▶肥満を改善したい

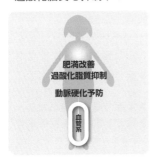

肥満改善
過酸化脂質抑制

動脈硬化予防

血管系

49 大豆ペプチド
［効率よく必須アミノ酸を補給］

★2個以上のアミノ酸が
ペプチド結合してでき
た化合物で、結合する
アミノ酸の数によって
分類されます。2個結
合したものはジペプチ
ド、3個結合したもの
はトリペプチドといい
ます。4個以上で、少
数結合したものはオリ
ゴペプチド、多数結合
したものはポリペプチ
ドといいます。

※ペプチド
大豆由来のもののほか
に、イワシ由来のもの
や牛乳由来のものなど
があります。

ペプチドとは、アミノ酸が複数つながった化合物です。★ 大豆ペプチド[※]は、大豆たんぱく質が分解されてできたものです。

食事で摂取したたんぱく質は、体内の消化酵素で分解され、最終的にはオリゴペプチドやアミノ酸として吸収されます。すでに分解されている大豆ペプチドは、たんぱく質よりも吸収されやすくなっています。また、複数のアミノ酸が結合しているため、アミノ酸よりも短時間で効率よく吸収でき、作用が持続するといわれます。

大豆ペプチドは、アミノ酸のバランスがよく、免疫力を上げたり、疲労をすばやく回復させたり、筋肉を増強させたりと、健康な身体をつくるための効果が期待されています。

効能・効果

- 疲労回復の効果がある
- 効率的に栄養を補給する
- 筋肉増強の効果がある

多く含む食品

- 納豆
- 味噌
- 醤油

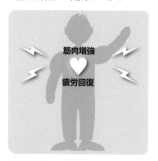

筋肉増強

疲労回復

こんな悩み・目的に役立つ

▶ 激しいスポーツをしている
▶ 栄養の偏りが気になる
▶ 疲労をすばやく回復させたい

注意! 大豆を原料とするため、大豆アレルギーがある場合は、摂取や過剰摂取に注意が必要です。

50 大豆レシチン
［脳の老化防止に期待］

大豆レシチン※は、大豆に含まれるリン脂質です。

人間の身体では、細胞膜、脳、神経組織の構成成分として重要な成分です。

レシチンは、水と脂肪を混ぜ合わせる作用をもっています。これを乳化作用といい、血液中のコレステロールが血管壁に沈着するのを防ぎ、血管壁を強化し、動脈硬化や高血圧を予防するといいます。

レシチンは、ビタミンAやビタミンEといった脂溶性ビタミンなどの吸収を高める作用もあります。

レシチンは、神経伝達物質であるアセチルコリンに変換されるので、脳の老化防止にも効果があると考えられています。また、レシチンから生成されるコリンは、脂質代謝を促進し、肥満予防や肝臓機能の強化にも有効であるとされています。

※大豆レシチン
リン酸と脂質が結合した物質で、ホスファチジルコリンとも呼ばれます。なお、レシチンの語源は、ギリシャ語で卵黄を意味するLecithosであるといわれています。

効能・効果

● 動脈硬化を予防する
● 脂質代謝を促進する
● 認知症を予防・改善する

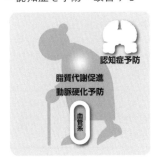

認知症予防
脂質代謝促進
動脈硬化予防
血管系

こんな悩み・目的に役立つ

▶コレステロールが気になる
▶動脈硬化が気になる
▶最近、記憶力が低下してきた

タウリン
［飲酒で肝臓の健康が気になる人に］

★タウリンは、母乳に含まれており、乳児の脳や神経の発達に欠かせない栄養素成分としても注目されています。

タウリンは、含流アミノ酸の一種で、魚介類に多く含まれています。★ 人間の身体では、心臓、筋肉、脳、肺、骨髄などに存在します。必須アミノ酸ではなく、体内で合成されますが、合成できる量はわずかです。

タウリンの交感神経抑制作用は、高血圧を改善し、脳卒中や虚血性心疾患の予防に有効であると考えられています。

胆汁酸の分泌を促進し、血中のコレステロール値を減少させ、動脈硬化を予防します。また、心臓や肝臓の機能を強化する効果もあるとされています。★

★タウリンは、厚生労働省が示す分類では、「専ら医薬品として使用される成分本質（原材料）」とされています。原則として、抽出物や生成物を食品に添加することは認められていません。

効能・効果

- 高血圧を改善する
- 肝臓の解毒機能を強化する
- 血中コレステロール値を下げる

多く含む食品

- イカ
- タコ
- 貝類

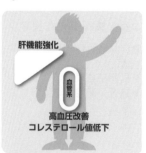

肝機能強化

血管系

高血圧改善
コレステロール値低下

こんな悩み・目的に役立つ

▶脳卒中を予防したい
▶心臓や肝臓の機能を強化したい
▶動脈硬化を予防したい

注意! アルコールを飲み過ぎると、タウリンを適切に利用する能力が低下するといわれます。飲酒の機会が多い人は、普段からタウリンを積極的に摂取するよう心がけましょう。

タルトチェリー
[癒しのフルーツ]

SUPPLEMENT
52

　タルトチェリーは、アメリカンチェリーの一種です。★

　タルトチェリーには、メラトニン、アントシアニン、フラボノイド、カロチノイド、ビタミンE、ビタミンCなど17種類の抗酸化物質が含まれ、さまざまな効果が期待されています。★

　メラトニンは、睡眠ホルモンとも呼ばれ、体内では、脳の松果体※から分泌され、睡眠リズムをコントロールしています。また、強力な抗酸化作用をもつことも知られています。加齢にともないメラトニンの分泌が低下するため、タルトチェリーを摂取することで体内のメラトニン濃度を高める効果が期待されます。また、アントシアニンには、体内の炎症を抑えたり、動脈を保護したりする働きがあるとされます。アントシアニンにより、関節炎や痛風などの痛みを抑えたり、動脈硬化を予防したりする効果が期待されています。

★おもにミシガン州産のモンモランシー種をいいます。

★アメリカミシガン州立大学の研究チームが、タルトチェリーに強力な効果をもつ3種類のアントシアニンが含まれていることを発見し、注目されるようになりました。さまざまな健康増進効果から、「癒しのフルーツ」とも呼ばれ、アメリカで大ブームとなりました。

※松果体
脳の中央にある小さな内分泌器官で、第3の眼とも呼ばれます。光刺激に応じてメラトニンを分泌し、生体リズムを調節しています。

効能・効果

- 睡眠リズムを調整する
- 痛みをやわらげる
- 抗酸化作用がある

こんな悩み・目的に役立つ

▶睡眠障害を解消したい
▶関節炎や痛風の症状がつらい
▶生活習慣病を予防したい

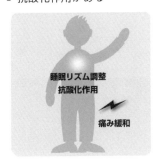

睡眠リズム調整
抗酸化作用

痛み緩和

53 DHA
［脳の健康に］

DHAは、ドコサヘキサエン酸の頭文字で、炭素数22、不飽和結合6のn−3系の多価不飽和脂肪酸（第2章8参照）です。青魚に多く含まれる脂肪酸で、体内では合成できない必須脂肪酸※の1つです。

DHAは、脳や神経組織などに多く存在し、これらの発育・発達や機能維持に必要不可欠とされています。

アルツハイマー型認知症など認知症の予防、うつ病など心の病気の予防、ストレスによる衝動性や攻撃性の抑制など、さまざまな効果が期待されています。

※必須脂肪酸
リノール酸、α-リノレン酸、アラキドン酸があり、DHAは、α-リノレン酸から合成されます。

効能・効果
● 認知症を予防する
● 生活習慣病を予防する
● うつ病を予防する

多く含む食品	
● マグロ	● カツオ
● ブリ	● サバ
● イワシ	● サンマ

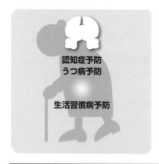

認知症予防
うつ病予防

生活習慣病予防

こんな悩み・目的に役立つ

▶記憶力の低下が気になる
▶感情が高ぶりやすい（キレやすい）
▶生活習慣病が乱れがちになる

効果
UP

DHAは酸化されやすいので、抗酸化作用があるビタミンEやビタミンCなどと一緒にとると効率的です。また、EPA（7参照）と一緒にとることで、互いの効果を高めると期待されています。

54 田七人参
［不老不死の秘薬として知られる人参］

田七人参（でんしちにんじん）は、中国雲南省南部から広東省（かんとん）西南部特産の人参です。高麗人参（㉙参照）と同じウコギ科に属しています。★

サポニン配糖体（㉙参照）と呼ばれるジンセノシド、パナキシノール、β（ベータ）−シトステロールなどの成分が、血管を収縮して、止血や鎮痛に効くとされています。★

田七ケトンという成分は、冠状動脈の血流量を増加させ、心臓の負担を軽減し、コレステロール値を低下させる働きがあることが明らかになっています。中国では、不老不死の秘薬として珍重されてきたといいます。

★種をまいてから、3〜7年経たないと収穫できないので、田七人参、または、三七人参、田三七などと呼ばれます。一般に食用されるニンジンは、セリ科に属しています。

★サポニン配糖体には、抗がん作用があることが知られています。

効能・効果

● 血管を収縮して止血する
● 冠状動脈の血流量を増加させる
● コレステロール値を下げる

こんな悩み・目的に役立つ

▶身体に出血や痛みがある
▶動脈硬化を予防したい
▶生活習慣病を予防したい

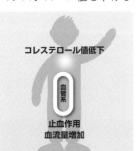

コレステロール値低下
血管系
止血作用
血流量増加

注意! 田七人参は、止血に効くとされますが、反対の出血傾向を示すこともあり、肝臓機能障害による吐血やのぼせによる鼻出血などの止血には用いないようにします。

55

SUPPLEMENT

冬虫夏草
［冬は虫で夏はキノコ］

冬虫夏草は、キノコの一種で、蛾の幼虫などの昆虫に寄生して、時期が来ると出現します。冬の間は虫の姿で、夏になるとキノコ（草）になることから、冬虫夏草と名づけられました。★

滋養強壮作用のほか、疲労の回復、病後の回復に効果があるとされています。中国では、古くから漢方薬（生薬）として用いられてきました。★ 咳や痰を止めるために用いられるほか、心臓、腎臓、肝臓の症状の改善などにも用いられます。

★冬虫夏草は、寄生する昆虫によって複数の種類があります。代表的なものは、コウモリ蛾の幼虫に寄生するコルディセプス・シネンシスと呼ばれる種類です。

★清朝時代に書かれた漢方医学書『本草従新』には、冬虫夏草の強壮作用が紹介されています。歴代中国王朝でも、滋養強壮、不老長寿などに効果がある高貴薬として珍重されたといわれています。

効能・効果

- 滋養強壮の効果がある
- 疲労や病後の回復効果がある
- 呼吸器系・循環器系の症状を改善する

こんな悩み・目的に役立つ

▶ 体力を回復したい
▶ 呼吸器系や循環器系が弱い

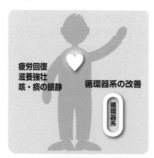

疲労回復
滋養強壮
咳・痰の鎮静

循環器系の改善

循環器系

効果
UP

冬虫夏草の作用は、緩やかであり、長期間服用することで効果が表れるといいます。

注意！ 冬虫夏草は、薬膳で用いられますが、大根と一緒にとると効果が弱くなるといわれます。

納豆キナーゼ
［納豆の粘りが血栓を溶かす］

納豆キナーゼは、食品では納豆のみがもつ酵素です。納豆は、蒸した大豆を納豆菌※で発酵させてつくられます。納豆キナーゼは、納豆がつくられる過程で納豆菌が生成する酵素の1つです。納豆の特徴である粘りに含まれる成分です。納豆キナーゼには、血液中の血栓を溶かす作用があることが知られています。これにより、血栓が血管に詰まって引き起こされる脳梗塞や心筋梗塞を予防する効果が期待されています。

※納豆菌
　納豆キナーゼ以外にも、血圧降下作用をもつ酵素や、活性酸素除去作用をもつ酵素なども生成することがわかってきています。これらの作用から、生活習慣病予防効果が期待されています。

効能・効果

- 血栓を溶かす
- 脳梗塞・心筋梗塞を予防する
- 血液の流れをよくする

こんな悩み・目的に役立つ

▶血栓ができやすい
▶脳梗塞や心筋梗塞を予防したい

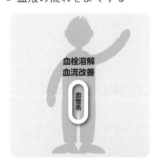

血栓溶解
血流改善

血管系

効果UP 血栓は、夜中から朝方にかけてできやすいので、血栓を溶かす作用があるものは、朝食よりも夕食でとったほうが効果が高まるといわれます。*

★納豆キナーゼは熱に弱いので、納豆から摂取したいときは高温での調理は避けます。

注意! 納豆キナーゼは、血液凝固抑制作用があり、また、納豆には、血液凝固に関与するビタミンKが多く含まれています。このため、血液凝固抑制薬を使用している場合は注意が必要であり、医師と相談しましょう。

乳酸菌
［腸内の善玉菌］

　乳酸菌とは、糖類を分解して乳酸をつくる細菌の総称で、自然界に広く存在しています。人間の腸内にすみつくことができる乳酸菌は、善玉菌とも呼ばれ、ビフィズス菌が代表的なものです。

　乳酸菌は、腸内環境を改善したり、免疫力を高めたりします。このほか、ピロリ菌を減らしたり、血圧を下げたり、コレステロール値を下げたり、アトピー性皮膚炎の症状を軽減したりと、さまざまな効果が期待されています。★

★乳酸菌にはさまざまな種類があり、目的にあわせて種類を選ぶことで効果が上がります。

効能・効果
- 整腸作用がある
- 大腸がんを予防する
- ピロリ菌を減らす
- 血圧やコレステロール値を低下させる

多く含む食品
- ヨーグルト
- チーズ
- 乳酸菌飲料

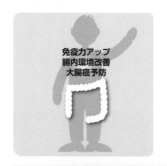

免疫力アップ
腸内環境改善
大腸癌予防

こんな悩み・目的に役立つ
▶便秘や下痢をしやすい
▶胃潰瘍ができやすい
▶免疫力を高めたい

効果
UP

食品から乳酸菌をとる場合、生きたまま腸に達することができる乳酸菌をとることで、腸内の善玉菌の割合を高め、腸内環境の改善に効果が発揮されます。

ニンニク
［強力な殺菌・抗菌作用］

ニンニク※は、世界各地で広く栽培され、日常的に食用されている香味料です。

ニンニクの特徴である香りは、硫黄化合物のアリシンという成分によるものです。アリシンには、強力な殺菌作用があることが知られています。ニンニクの香りには関係のない成分であるスコルジニンは、新陳代謝を高めたり、食欲を増進させたり、免疫力が高い身体をつくったり、コレステロール値を低下させたりといった働きがあるとされています。

ニンニクには、疲労を防ぐビタミンB1が豊富に含まれ、ビタミンB1の作用効率を高めるために、アリシンやスコルジニンが有効に働いているといわれています。★

※ニンニク
漢字では、大蒜と表記します。英語では、ガーリックといいます。

★古代エジプトでは、ピラミッドの建設に従事した労働者が、ニンニクを食べ、重労働をこなしていたという話があります。

効能・効果

- 殺菌作用がある
- 疲労回復の効果がある
- 滋養強壮の効果がある

こんな悩み・目的に役立つ

▶ 疲労感が続く
▶ 風邪をひきやすい

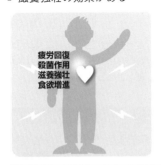

疲労回復
殺菌作用
滋養強壮
食欲増進

注意! 生のニンニクを摂食しすぎると、腹痛や貧血を起こすおそれがあるといわれます。

SUPPLEMENT

59

ノコギリヤシ
[男性ホルモンの
バランスを整える]

ノコギリヤシは、北米原産のノコギリ状の葉をもつヤシ科の植物です。ソーパルメットとも呼ばれます。

中国では、古くから泌尿器系の病気を治療する漢方薬として用いられてきました。また、ヨーロッパ諸国などでは、医薬品として認可されています。

ノコギリヤシのどのような成分・作用で効果があるのかは明らかにはなっていませんが、男性ホルモンのバランスを整えて、前立腺肥大症の症状を緩和すると考えられています。★

また、薄毛や抜け毛の予防にも、効果が期待されています。

★前立腺肥大症の原因には、酵素5α－リノクターゼという物質が関係していると考えられています。

効能・効果

● 前立腺肥大症の症状を緩和する
● 頻尿などの排尿障害を改善する

こんな悩み・目的に役立つ

▶ 夜間の頻尿で困っている
▶ 排尿痛や排尿困難がある
▶ 抜け毛を予防したい

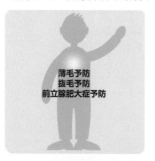

薄毛予防
抜毛予防
前立腺肥大症予防

 効果 UP 前立腺で性ホルモンの合成に関与する亜鉛を含む食品と一緒にとることで、効果が高まることが期待されます。

注意! 症状の改善効果が現れるまでに、1～2か月くらいかかるといわれています。

SUPPLEMENT

60 ノニ
［ポリネシアのハーブの女王］

ノニ※は、熱帯から亜熱帯の広範囲に自生する常緑の灌木です。和名では、ヤエヤマアオキといいます。高さは5〜8m程度で、緑色の硬い果実ができます。果実は、熟すにつれて黄色く柔らかくなっていきます。★

ノニは、中鎖脂肪酸、カリウム、ビタミンC、ビタミンA、カロテン、リノール酸、ルチンなど、さまざまな栄養成分を含みます。ポリネシア地方では、古くから健康や美容に効果がある植物として用いられてきたといいます。★

近年は、研究などから、ノニの豊富な栄養成分が健康や美容に多くの効果を発揮することが確認され、注目されています。

※ノニ
生育には、水はけのよい土壌、火山質や珊瑚化石からなる地質が適しているといわれます。

★通常の果実は、年に1回花が咲き、花が散ると実をつけます。しかし、ノニの場合、年に3〜5回花が咲き実をつけます。1本の木や枝に、成熟の各段階の実がついていることが特徴です。黄色く熟した果実は、悪臭がします。

★ポリネシア地方では、「神様からの贈り物」とも呼ばれています。

効能・効果

- 健康を維持する
- 気分を爽やかにする
- すっきりとした体形をつくる
- 栄養のバランスを整える

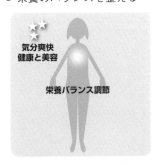

気分爽快
健康と美容

栄養バランス調節

こんな悩み・目的に役立つ

▶ 何となく気分がすっきりしない
▶ 身体がすっきりしない
▶ 美容やダイエットに取り組みたい
▶ 食生活が不規則である

注意! ノニは、カリウムを多く含むので、腎機能障害がある場合は、血中カリウム値が高値となる可能性があります。また、肝障害との関連が疑われるという報告もあります。

SUPPLEMENT

61 梅肉
［クエン酸で疲労回復］

※有機酸
酸の性質をもつ有機化
合物をいいます。

梅は、アルカリ性の保存食品です。梅肉は、青梅の果汁を絞って、長時間煮詰めて濃縮したものです。梅肉には、有機酸※が豊富に含まれています。

クエン酸は、疲労物質である乳酸の生成を抑えて、疲労を解消します。

カテギン酸は、腸の働きを活発にして、便秘や下痢を改善させます。

ピクリン酸は、肝臓の機能を高め、二日酔いの解消に効果があるとされています。★

★ピクリン酸は、乗り物
酔いの防止にも効果が
あるといわれています。
乗り物酔いをしやすい
人は、梅肉を携帯する
とよいでしょう。

以上のほかにも、リンゴ酸、コハク酸などの有機酸が含まれています。また、梅肉には、すぐれた殺菌効果もあるとされています。

効能・効果

● 疲労回復の効果がある
● 便秘・下痢を改善する
● 肝臓の機能を高める

こんな悩み・目的に役立つ

▶ 疲れがたまっている
▶ 二日酔いがつらい
▶ 便秘や下痢で悩んでいる

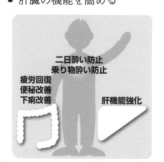

二日酔い防止
乗り物酔い防止

疲労回復
便秘改善
下痢改善

肝機能強化

蜂の子
[栄養の宝庫]

SUPPLEMENT 62

蜂の子とは、ミツバチ、スズメバチ、クロスズメバチ、アシナガバチ、クマバチなど、蜂の幼虫やさなぎをいいます。ミツバチでは、雄の幼虫が用いられることが多いです。★ 日本では、おもにスズメバチの幼虫が全国的に食用されています。

蜂の子（幼虫やさなぎ）は、それ自体が生命体であり、生きていくために必要な栄養素がバランスよく含まれています。たんぱく質を豊富に含み、不飽和脂肪酸、ビタミン、ミネラルなど、さまざまな栄養素のほか、必須アミノ酸も豊富に含んでいることが明らかになっています。日本では、長野県、岐阜県、愛知県、山梨県など山間部を中心に、伝統的郷土料理として、現代でも食用されています。世界でも、ルーマニア、タイ、メキシコ、エクアドルなどの各地で、古くから食用されてきたといわれます。

★雄が成虫になるまでには24日間かかりますが、最も栄養が豊富になるのは21日目といわれています。

効能・効果

● 耳鳴りを改善する
● 肌に張りをもたせる
● 健康を維持・増進させる

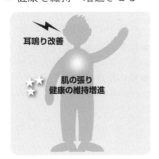

耳鳴り改善

肌の張り
健康の維持増進

こんな悩み・目的に役立つ

▶ 耳鳴りがして音が聴こえにくい
▶ 意欲が出ない
▶ 若さを保ちたい
▶ 元気に過ごしたい

SUPPLEMENT
63

ヒアルロン酸
［肌と関節の老化を防ぐ］

※ヒアルロン酸
　加齢にともなって減少を続け、成人以降は、胎児の4分の1程度にまで減るといわれています。

　ヒアルロン酸※は、眼、皮膚、腱、筋肉、軟骨、血管、脳など人体の組織に広く存在しています。もともとは、眼の硝子体の成分として発見されました。

　ムコ多糖類という物質で、粘性が高く、細胞同士の結びつきや移動などに関与します。関節に含まれるヒアルロン酸は、クッションの役割を果たしています。

　加齢にともなって減少し、肌の乾燥やしわの原因となると考えられています。反対に、ヒアルロン酸を摂取することで、美肌効果や関節炎をやわらげる効果が期待されています。外用では、白内障治療の補助剤として手術時に眼内注射されたり、関節炎の治療のために関節内に注射されたり、口腔粘膜の炎症の治療のために口腔内に塗布されたりしています。

効能・効果
● 関節痛をやわらげる
● 美肌づくりに効果がある

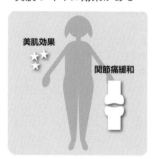

美肌効果
★★

関節痛緩和

多く含む食品
● 軟骨
● 魚の眼球
● フカヒレ
● ニワトリの鶏冠

こんな悩み・目的に役立つ
▶関節に痛みや違和感がある
▶肌の乾燥が気になる

ビール酵母
［お腹の調子を整える］

　ビール酵母は、ビールを醸造する際に欠かせない微生物です。発酵のために必要なビタミン類、ミネラル類、たんぱく質、脂肪、グリコーゲンなどが多く含まれています。★

　腸内の酵素を刺激したり、腸内感染の原因となるバクテリアを退治したりする働きがあるとされています。

　ビール酵母は、整腸作用や代謝促進作用があるほか、ビール酵母由来の食物繊維による便秘改善作用、ビール酵母摂取による満腹感が得られることなどから、ダイエット効果も期待されています。

　ビール酵母由来の食物繊維を成分とした製品には、特定保健用食品（第5章1参照）として許可されているものもあります。★

★ビール酵母の細胞壁は、既存添加物として、増粘剤、安定剤、ゲル化剤、糊料などに使用されます。

★特定保健用食品として販売されている製品には、「ビール酵母由来の食物繊維の働きで、腸内の良い菌を増やし悪い菌を減らして腸内環境を改善し、おなかの調子を良好に保ちます」などの表示が認められています。

効能・効果

* 腸の働きをよくする
* 肝臓の機能を高める
* 美肌効果がある

こんな悩み・目的に役立つ

▶便秘を改善したい
▶お腹の調子がよくない
▶きれいにやせたい

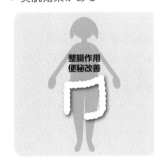

整腸作用
便秘改善

65 フコイダン
［海草類が自分自身を守る ぬめり成分］

　フコイダンとは、モズクやワカメ、昆布などの海藻類のぬめりに含まれる成分です。多糖類の一種で、硫酸化フカンという成分を多く含んでいることが特徴です。

　海藻は、ぬめりによって表面を覆い、激しい潮の流れや周囲の微生物などから自身を守っていると考えられています。

　フコイダンには、コレステロール低下作用、血圧低下作用、抗腫瘍作用、抗ウイルス作用など、さまざまな生理機能があることがわかってきています。

　なお、海藻類には、食物繊維が豊富に含まれています。フコイダンは、水溶性食物繊維であり、整腸作用や大腸がん予防効果も期待できます。

効能・効果

- コレステロールを下げる
- 血圧を下げる
- 抗腫瘍作用がある

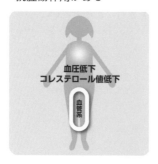

血圧低下
コレステロール値低下

血管系

多く含む食品

- モズク
- ワカメ
- メカブ
- 昆布

こんな悩み・目的に役立つ

- ▶生活習慣病を予防したい
- ▶肥満を解消したい
- ▶胃腸の調子を整えたい

66 プラセンタ
［ホルモンと酵素で若返り］

　プラセンタとは、哺乳類の胎盤のことです。胎盤は、母体と胎児を結び付け、胎児へ酸素や栄養を供給したり、母体へ老廃物を渡したりすることで、胎児が生命を維持し成長するのに重要な役割を果たし、ホルモン分泌やたんぱく質合成も行っています。つまり、胎盤は、それだけで優れた成分を豊富に含んでいるということです。★

　食用するプラセンタは、以前は牛の胎盤が多く使われていました。しかし、BSE問題※が起きたことで、安全性の面から豚の胎盤が使用されるようになりました。最近では、サラブレッドの胎盤を原料とした馬由来のプラセンタも注目されます。

★動物は、豊富な成分を得るために、出産後に胎盤を食べることがあります。クレオパトラや楊貴妃、マリー・アントワネットなどは、美容や若返りのためにプラセンタを使用していたといわれています。

※ BSE 問題
牛海綿状脳症という牛の感染症で、1986年にイギリスで初めて感染牛が報告され、その後、世界中に拡大し、問題となりました。

効能・効果

- ★ 若返り・美肌の効果がある
- ★ 血行を促進する
- ★ ホルモンバランスを整える

こんな悩み・目的に役立つ

- ▶肌荒れが気になる
- ▶疲れやすさを感じる
- ▶更年期障害の症状を緩和したい

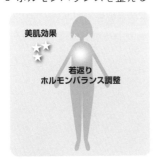

美肌効果

若返り
ホルモンバランス調整

注意! ヒトプラセンタ※は、薬事法により、医療用の注射液のみが認められています。

※ヒトプラセンタ
医薬品としては、更年期障害や肝機能障害の治療などに用いられています。

67 ブルーベリー
［目の健康に］

★ストロベリー、ラズベリー、ブラックベリーはバラ科です。ブルーベリーと呼ばれるものに、ビルベリーが含まれますが、厳密には、ブルーベリーとビルベリーは別種のものです。なお、ビルベリーのほうが、ブルーベリーよりアントシアニンを多く含んでいます。

ブルーベリーは、ツツジ科★コケモモ属の植物の一種です。果実をそのまま食用したり、ジャムやゼリーに加工して食用します。

ブルーベリーの青紫色の色素であるアントシアニンは、網膜にあるロドプシンの再合成を活発化し、目の機能に有効に働くこと、また、眼精疲労の軽減・改善や、糖尿病性網膜症の網膜の病変の改善にも効果があることが報告されています。

さらに、毛細血管を保護する働きや、血栓をできにくくする働き、抗酸化作用の働きなどもあり、生活習慣病の予防にも効果が期待されています。

効能・効果

- 目の疲れをとる
- 血栓を予防する
- 抗酸化作用がある

こんな悩み・目的に役立つ

▶目が疲れる
▶糖尿病性網膜症を予防・改善したい
▶脳血管障害を予防したい

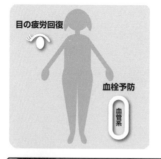

目の疲労回復

血栓予防

血管系

注意! ブルーベリーは、血糖降下作用があるので、糖尿病で血糖降下薬を服用している場合は、血糖値が下がりすぎる危険があります。また、血液凝固抑制作用がある薬との併用は、注意が必要です。

プルーン
[目の健康に]

SUPPLEMENT

68

プルーンは、西洋スモモとも呼ばれます。★ ヨーロッパでは、ローマ時代から食用され、薬効が知られていました。

プルーンには、水溶性食物繊維であるペクチンが含まれています。ペクチンが緩下作用・整腸作用に働き、便秘を予防したり改善したりするとされています。

ビタミンAも豊富に含まれ、夜盲症を予防したり、目の健康を維持したり、肌荒れを改善したりします。

そのほか、カリウムも多く含まれ、鉄、銅、マグネシウム、ビタミンB群、葉酸などとともに、貧血の改善・予防に効果があると考えられています。

★中国語では、「李」と表記します。

効能・効果

* 目の健康を維持する
* 緩下作用・整腸作用がある
* 肌荒れを改善する
* 貧血を改善する

こんな悩み・目的に役立つ

▶肌荒れを解消したい
▶夜盲症を改善したい
▶貧血気味である
▶便秘を解消したい

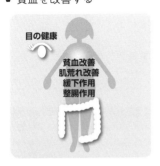

目の健康

貧血改善
肌荒れ改善
緩下作用
整腸作用

注意! プルーンは、カリウムを多く含んでいるので、腎臓機能が低下している場合は、過剰摂取には、注意が必要です。また、過剰摂取すると、下痢になることもあるといわれます。

プロテイン
［効率よく 良質のたんぱく質を補給］

プロテインは、たんぱく質（第2章8参照）のことで、筋肉や臓器など、人体を構成する成分として重要な栄養素です。たんぱく質は、アミノ酸から構成され、食事から摂取することが基本です。しかし、約20種類のアミノ酸、特に体内で合成することができない9種類の必須アミノ酸を、3度の食事だけでバランスよく摂取することは難しいといえます。アミノ酸を効率よく摂取・補給するために、プロテインのサプリメントが用いられます。★

★プロテインの摂取について、適した量やタイミングは、食事の内容や摂取時間などによって異なります。

効能・効果

● 身体の基礎をつくる
● 筋肉を増強する
● 健康を維持・増進する

多く含む食品

● 卵　　　● 牛乳
● 乳製品　● 肉類
● 魚介類

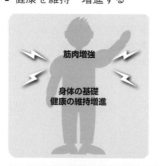

筋肉増強

身体の基礎
健康の維持増進

こんな悩み・目的に役立つ

▶ 激しいスポーツをしている
▶ たんぱく質不足を補いたい
▶ 理想的な身体をつくりたい

効果 UP
夜間の眠っている時間などたんぱく質やアミノ酸が体外から補給できないときに、サプリメントで補給しておくとよいといわれます。就寝前や朝起きた直後、トレーニングの前後などが摂取タイミングとしてよいといわれています。★

★特に、激しい運動を行うアスリートは、たんぱく質の消費量も多く、また、筋力を強化するために十分なたんぱく質が必要であり、サプリメントで補うことが多いです。

70 プロポリス
［ミツバチが巣を守る成分］

SUPPLEMENT

プロポリスは、ミツバチが樹木から採取した樹液などに、ミツバチ自身の分泌物を混ぜてできたものです。ミツバチは、巣をつくるときに入り口や隙間にプロポリスを塗り、巣の中を無菌状態に保ちます。優れた殺菌・消毒効果が古くから知られ、★抗菌、抗ウイルス、抗炎症、抗酸化、抗腫瘍作用などがあるとされ、ハチが採取する植物が異なるため、産地によって効能・効果にも違いがあるといわれています。★ また、口腔内の炎症や痛み、ヘルペスウイルスに効果があるとされ、内服・外用の両方で用いられています。

湿疹やアトピー性皮膚炎の改善、花粉症などのアレルギーにも効果があるとされています。

★古代ローマ時代から、皮膚疾患、切り傷、感染症の治療薬として使用されていたといわれています。

★東欧産のプロポリスは、抗菌作用や抗酸化作用が強く、ブラジル産のプロポリスは、抗腫瘍作用が強いといわれています。

効能・効果

- ウイルス感染を防ぐ
- 炎症を抑える
- 抗酸化作用がある

こんな悩み・目的に役立つ

- ▶ 風邪をひきやすい
- ▶ アトピー性皮膚炎がある
- ▶ 花粉症の症状をやわらげたい

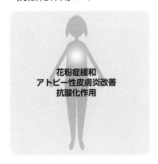

花粉症緩和
アトピー性皮膚炎改善
抗酸化作用

紅麹
［沖縄料理「豆腐よう」の赤い色の素］

★紅麹の色素は、既存添加物として、着色料に使用されます。

※豆腐よう
島豆腐を紅麹と米麹、泡盛によって発酵・熟成させたものです。琉球王朝時代には、上流階級に病後の滋養食として珍重されていたといいます。

　紅麹は、米などの穀類に紅麹菌を繁殖させて、発酵させたものです。

　古くから、食品の着色料や漢方薬として用いられてきました。★ 沖縄では、郷土料理の豆腐よう※を製造するときに利用されています。中国や台湾では、紹興酒を醸造するときに利用されています。

　紅麹には、血中コレステロール値を低下させる働きがあることが知られています。紅麹に含まれるメビニン酸が、コレステロール合成阻害物質として作用していると考えられています。

　また、強い血圧降下作用があることも科学的に示されています。

効能・効果

● 血中コレステロール値を下げる
● 中性脂肪値を下げる
● 血圧を下げる

こんな悩み・目的に役立つ

▶ コレステロールが高めである
▶ 中性脂肪を減らしたい
▶ 血圧が高めである

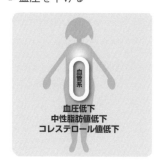

血圧低下
中性脂肪値低下
コレステロール値低下

72 ホスファチジルセリン
［脳の健康のための栄養素］

ホスファチジルセリン※は、リン脂質※の一種です。脳や神経組織に多く存在し、情報の伝達に関与していると考えられています。記憶力や集中力に関係があるとされ、脳の栄養素とも呼ばれます。★

さらに、脳細胞の働きを活発にしたり、新陳代謝を促したり、酸化を防いだり、情報伝達をスムーズにしたりといった働きがあるとされています。

また、精神機能の安定にも効果があり、不安感やストレスを軽減する効果も期待されています。

効能・効果

- 脳の機能を改善する
- ストレスをやわらげる
- 認知症を改善する

多く含む食品

- 大豆
- キャベツ

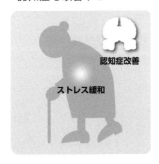

認知症改善

ストレス緩和

こんな悩み・目的に役立つ

- ▶記憶力の低下を改善したい
- ▶ストレスを改善したい
- ▶集中力を高めたい
- ▶認知症を予防したい

※ホスファチジルセリン
セリンに結合しているリン脂質であり、コリンに結合しているリン脂質は、ホスファチジルコリンといいます。ホスファチジルコリンは、レシチンとも呼ばれています。

※リン脂質
複合脂質の一種で、脂肪酸とアルコールにリン酸などが結びついた化合物をいいます。親水性（水に溶けやすい性質）と疎水性（水に溶けにくく、油に溶ける性質）の両方をもち、生体膜の二重層を形成しています。

★アルツハイマー型認知症および老人性認知症や、加齢による認知機能の低下に対しての有効性も示されつつあります。

73 マカ
SUPPLEMENT
[アンデスのパワーの源]

マカは、南米ペルーのアンデス山脈に自生しているアブラナ科の植物です。カブに似た形をしており、根茎部分が食材として用いられます。古くから薬草としても使用されていました。

標高 4,000mを超える酸素の薄い高地で育ち、品種改良もされていないので、辛味成分の一種であるベンジグルコシノレートなどめずらしい成分が多く含まれているといわれます。

マカに含まれるアルカロイド※は、毒性がなく、内分泌ホルモンの恒常性維持機能を高める効果があるとされています。また、ビタミンB群やマグネシウムなどのミネラルが含まれており、ホルモンへの作用を強めていると考えられています。★

※アルカロイド
窒素を含む有機化合物です。植物由来の塩基性有機化合物は、特殊な生理・薬理作用や毒性をもつものが多いです。

★マウスを使って受胎率の実験を行ったところ、雄・雌ともに、マカを投与した場合に受胎率が上昇したという結果が得られています。

効能・効果

● 男性の性欲を亢進させる
● ホルモン濃度を高める
● 滋養強壮の効果がある

こんな悩み・目的に役立つ

▶ 不妊に悩んでいる
▶ ホルモンバランスが気になる
▶ 元気になりたい

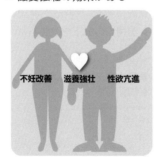

不妊改善　滋養強壮　性欲亢進

松樹皮エキス
［松樹皮抽出物で血流改善］

海岸松は、フランス南部の大西洋岸に生育します。★ 海岸松の樹皮から抽出される成分は、「ピクノジェノール（登録商標名）」という名称で製品化されています。ピクノジェノールには、プロアントシアニジンをはじめ、40種類以上のフラボノイドが含まれ、強い抗酸化作用があるとされています。ピクノジェノールの抗酸化力は、ビタミンEやビタミンCの数十倍から数百倍といわれます。

ピクノジェノールは、抗炎症作用もあり、子宮内膜症や月経困難症など、女性特有の症状の改善にも効果があるとされます。また、アレルギー体質の改善にも効果があるといわれます。

★1500年代に、フランスの探検家であるジャック・カルティエが、カナダを探検中に壊血病にかかり、原住民から松の樹皮を煎じた茶を勧められ危機から救われたことで、存在が知られるようになりました。約400年後の1900年代に、ジャック・カルティエの日記を読んだ研究者が松の樹皮を煎じた茶に注目して、本格的に研究が行われるようになったといわれます。

効能・効果

● 血流をよくする
● 抗酸化作用がある
● 女性特有の症状を改善する

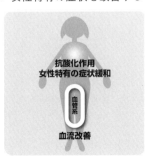

抗酸化作用
女性特有の症状緩和

血管系

血流改善

こんな悩み・目的に役立つ

▶老化を防止したい
▶更年期障害の症状がつらい
▶循環器系の病気を予防したい

モロヘイヤ
[エジプト王も食してきた野菜]

※一年草
1年で花を咲かせ、種子を残す植物をいいます。

★古代エジプトの王が、重病となったときにスープを飲んで回復したことから、「王様だけのもの」という意味の「モロヘイヤ」と名づけられたといいます。

★日本では、綱に使用する繊維の採取用として栽培されていましたが、栄養価の高さが注目され、健康野菜として食用されるようになりました。

　モロヘイヤは、ジュートと呼ばれるシナノキ科の一年草※です。インド西部やアフリカが原産で、エジプトを中心とした中近東では、古くからスープとして食用されてきました。★ ぬめりが特徴で、食物繊維が豊富に含まれ、便通をよくするといわれています。日本でも、沖縄をはじめ全国各地で栽培されるようになっています。★

　また、β－カロテンやカリウムなども多く含まれ、抗酸化作用や高血圧予防の効果が期待されています。

効能・効果

● 便秘を改善する
● 栄養のバランスを整える
● 動脈硬化や高血圧を予防する

こんな悩み・目的に役立つ

▶便秘を解消したい
▶動脈硬化を予防したい
▶栄養が偏りがちである

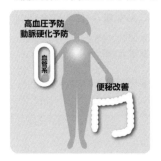

76 ヤツメウナギ
［目の特効薬］

ヤツメウナギ※の肝臓には、ビタミンA（レチノール）が非常に多く含まれ、ウナギの仲間の約5倍ともいわれます。ビタミンAは、粘膜や皮膚を保護する働きがあります。また、免疫力を高める効果もあります。

ヤツメウナギは、古くから、夜盲症の薬として食用されてきました。★ 乾燥させたヤツメウナギは、漢方薬にも用いられています。

ビタミンAのほかに、ビタミンB群、不飽和脂肪酸なども多く含んでいます。

※ヤツメウナギ
　名前に「ウナギ」とつき、姿も細長くウナギに似ていますが、ウナギの仲間ではありません。無顎類という顎のない原始的な生物の一種で、古生代から存在しているといわれています。

★食用となるのは、ヤツメウナギのうちカワヤツメという種類で、ウナギと同じように蒲焼きなどにして食べます。

効能・効果

● 夜盲症※の症状をやわらげる
● 目や肌の症状を防ぐ
● 免疫力を上げる

こんな悩み・目的に役立つ

▶ 視力低下や夜盲症が気になる
▶ 肌荒れが気になる
▶ 風邪をひきやすい

※夜盲症
　鳥目と呼ばれています。暗いところで、ものが見えにくいという症状です。

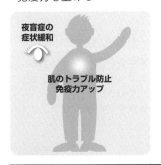

夜盲症の
症状緩和

肌のトラブル防止
免疫力アップ

注意！ ビタミンAは脂溶性で、とりすぎると過剰症を引き起こします。

ユーグレナ
［59種類の豊富な栄養素］

　ユーグレナ※とは、和名ではミドリムシ※と呼ばれます。5億年以上前に誕生した微生物で、藻類（そうるい）の一種です。

　植物の性質と動物の性質を併せもった生物で、水中を移動でき、光合成で栄養をつくることができます。ユーグレナには、野菜に多く含まれるビタミンやミネラルのほか、魚に多く含まれるDHA（53参照）やEPA（7参照）といった不飽和脂肪酸など、植物と動物の両方の栄養素をもち、その数は59種類といわれます。また、植物にある細胞壁がないので、栄養の消化・吸収の効率が非常によいといわれます。

　ユーグレナのみに含まれるパラミロンというβ（ベータ）−グルカンの一種である成分は、表面に無数の穴が開いていて、コレステロールなどの不要物を取り込むことができ、消化されないのでそのまま排出できるといわれています。★

効能・効果

- 栄養の偏りを防ぐ
- 不要物を排出させる
- 紫外線から髪や肌を保護する

こんな悩み・目的に役立つ

- ▶栄養が偏りがちである
- ▶すっきりとした体型をつくりたい
- ▶肌や髪の傷みが気になる

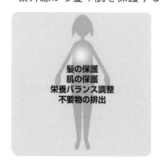

髪の保護
肌の保護
栄養バランス調整
不要物の排出

78 卵黄油
［卵黄からつくる黒色の油］

卵黄油は、鶏卵の卵黄を弱火で長時間加熱・撹拌（かくはん）してつくられる黒色の油です。家庭でも簡単につくることができる★ので、昔から、心臓病や白髪、腰痛などに効く薬として、家庭療法に利用されてきました。細胞膜の構成成分であるリン脂質のレシチンが、さまざまな効果に関与していると考えられています。

レシチンは、コレステロールが血管壁に沈着するのを防ぎ脂質代謝を活発にしたり、脳神経に関連する物質を生成するとされています。

卵黄油には、レシチンのほかに、ビタミンA、ビタミンE、リノール酸などを多く含み、動脈硬化の予防や心臓病の改善・予防に効果があると期待されています。

★卵黄10個から、30〜50g程度の卵黄油がとれるといわれます。方法は簡単ですが、時間は1〜2時間かかります。ただし、1度つくれば4〜5年くらいは保存・使用できるといわれています。

効能・効果
* 動脈硬化を予防する
* 心臓病を改善・予防する
* 白髪を防ぐ

こんな悩み・目的に役立つ
▶ 動脈硬化を予防したい
▶ 心臓病を予防したい
▶ 白髪をなくしたい

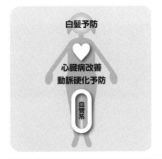

白髪予防
心臓病改善
動脈硬化予防
血管系

注意! 卵黄自体にコレステロールが含まれているため、卵黄油の過剰摂取には、注意が必要です。

79 リコピン
[トマトに含まれる赤い色素成分]

※プロビタミンA活性
身体の必要に応じて体
内でビタミンAに転
換する作用をいいます。

　リコピンは、カロテノイドの一種で、トマトやスイカ、ピンクグレープフルーツなど、野菜や果物に含まれる赤色の色素成分です。リコピンは、プロビタミンA活性※をもちません。

　リコピンには抗酸化作用があることが知られており、抗酸化力は、β–カロテンよりも強いといわれています。

効能・効果

* 血糖値を下げる
* 動脈硬化を予防する
* がんを予防する

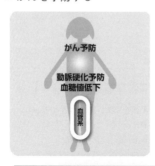

がん予防

動脈硬化予防
血糖値低下

血管系

多く含む食品

* トマト　　* スイカ
* ピンクグレープフルーツ
* 柿　　　* グァバ
* ナス　　* ピーマン
* サクランボ

こんな悩み・目的に役立つ

▶血糖値が気になる
▶動脈硬化を予防したい
▶がんを予防したい

効果
UP

リコピンは、脂溶性の色素で、少量の油と一緒にとることで、吸収がよくなるといわれます。トマトを食べるときも、加熱調理したトマト（トマトソース）のほうが、リコピンの効果が得られるといわれています。

SUPPLEMENT

80 ルイボスティ
［南アフリカ原産の赤い茶］

　ルイボス※は、南アフリカに自生するマメ科の植物で、最南端の喜望峰の北部に位置するセダルバーク山脈にのみ生息するといわれています。ルイボスの葉を発酵させて、茶として飲用しています。ルイボスティは、カフェインを含まないことが特徴です。

　活性酸素の消去作用や抗酸化作用をもつフラボノイドが含まれています。抗炎症作用があり、細胞の老化を防ぐ効果も期待されます。

　さらに、老化防止作用として、脳の老化を防ぐことが期待されています。

　また、HIVウイルス感染予防の効果があるともいわれています。

※ルイボス
「rooi ＝赤い」「bos ＝灌木」という意味で、茶葉を発酵させると赤い色になることから、名づけられたといいます。

効能・効果

● 抗炎症作用がある
● 抗酸化作用がある
● 細胞の老化を防止する

こんな悩み・目的に役立つ

▶アレルギーがある
▶脳の老化を防止したい
▶肌を美しくしたい

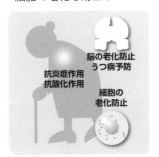

脳の老化防止
うつ病予防

抗炎症作用
抗酸化作用

細胞の
老化防止

SUPPLEMENT
81

ルテイン
［目の網膜を守る］

ルテインは、色素成分であるカロテノイドの一種です。植物の葉や黄色い花、卵黄など、自然界に広く分布しています。β–カロテンやビタミンAに関係し、食べ物では、緑黄色野菜などに多く含まれています。★

人間の身体では、網膜に多く存在し、パソコンの画面などの有害な青色光などの光線を吸収して、目を守る働きをしていると考えられています。

また、抗酸化作用があることも知られています。

★普段の食事から摂取した場合の有効性は、科学的にも示されています。

※加齢黄斑変性症
網膜の中心にある黄斑と呼ばれる部分が、加齢にともなって異常をきたすものをいいます。

効能・効果	多く含む食品
● 有害な光から網膜を守る ● 加齢黄斑変性症※や白内障などの目の病気を予防する ● 大腸がんなどのリスクを低減する	● ブロッコリー ● ホウレンソウ ● トウモロコシ ● ケール

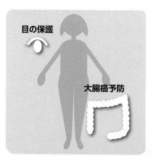

目の保護

大腸癌予防

こんな悩み・目的に役立つ
▶ 目の病気を予防したい
▶ がんを予防したい

効果
UP

DHAと一緒にとることで、視機能と認知機能の回復・向上に効果があることがわかってきています。

222

霊芝
[不老長寿の漢方薬]

霊芝^{れいし}※とは、サルノコシカケと呼ばれるキノコの一種です。マンネンタケとも呼ばれます。★中国では、紀元前から漢方薬の素材として用いられてきました。

特定の病気の治療よりも、虚弱体質を徐々に改善して、古くから健康な身体をつくるという目的で用いられています。

霊芝には、アミノ酸、たんぱく質、ステロール、アルカロイド、多糖類であるβ–D–グルカンなどが含まれています。β–D–グルカンには、腫瘍抑制の効果があるとされています。

※霊芝
　赤、紫、黒、青、黄、白の6種類が知られています。漢方薬では、不老長寿に効果のある上薬に分類されています。

★サルノコシカケすべてに薬効があるわけではないといわれます。

効能・効果
- 虚弱体質を改善する
- 血圧を安定させる
- がんの増殖を抑える

こんな悩み・目的に役立つ
▶ 虚弱体質を改善したい
▶ がんの増殖を抑制したい
▶ 血圧を安定させたい

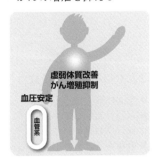

虚弱体質改善
がん増殖抑制
血圧安定
血管系

83 ローヤルゼリー
［女王バチの生命力を支える］

　ローヤルゼリーは、若い働きバチから分泌される乳白色の物質です。強い粘り気があり、甘酸っぱい味がします。ハチは、幼虫の頃からローヤルゼリーばかり与え続けられると、女王バチになります。つまり、女王バチのみが食べるエサがローヤルゼリーなのです。

　女王バチは、ミツバチで唯一生殖能力をもち、1日に約2,000個の卵を産みます。また、寿命も3～4年と、働きバチの約40倍です。この驚異的な生命力の元が、ローヤルゼリーにあると考えられています。

　ローヤルゼリーは、ハチミツに比べて糖質が約10％と少なく、代わりに、良質のたんぱく質、ビタミンA・B1・B2・B6・E・パントテン酸・ニコチン酸・葉酸などのビタミン類、銅・リン・亜鉛・鉄・カルシウムなどのミネラル類などが豊富に、バランスよく含まれています。★

★ローヤルゼリーには、60種類以上の成分が含まれています。ただし、科学的には解明されていない成分もあります。

効能・効果

- 老化を防ぐ
- 新陳代謝を活発にする
- 更年期障害の症状を軽減する

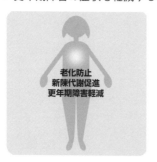

老化防止
新陳代謝促進
更年期障害軽減

こんな悩み・目的に役立つ

▶虚弱体質を改善したい
▶若返りたい（アンチエイジングしたい）
▶更年期障害の症状がつらい

確認問題

問題 1 サプリメント使用の目標設定に関する次の記述のうち、最も適切なものを1つ選びなさい。

① 理想と現実がかけ離れている場合、目標を設定することはできない。
② 目標は、具体的であるほど効果が期待できる。
③ 目標に、期間を設定する必要はない。
④ 長期目標とは、当面の行動目標である。
⑤ 長期目標を1つだけ定め、中期目標や短期目標は設定しないほうがよい。

解答欄 ☐

問題 2 目的別のサプリメント選択に関する次の組み合わせのうち、適切でないものを1つ選びなさい。

① 便秘気味である ── 腸の働きを活発にする ── 乳酸菌
② 憂うつな気分である ── セロトニンの働きを抑制する ── トリプトファン
③ 疲れやすい ── 疲労物質をためない ── ビタミンB群
④ アンチエイジングしたい ── 細胞を活性化させる ── ビタミンE
⑤ 風邪をひきにくくしたい ── 免疫力を高める ── ビタミンC

解答欄 ☐

問題 3 生活習慣別のサプリメント選択に関する次の組み合わせのうち、適切でないものを１つ選びなさい。

① 忙しくて朝食を抜くことが多い　―　免疫力を高める　―　ビタミンＣ

② ストレスが多い　―　副腎皮質ホルモンの分泌　―　ビタミンＣ

③ １日中テレビを見ていることが多い　―　眼精疲労の解消　―　ビタミンＡ

④ 飲酒の機会が多い　―　アルコール代謝に必要　―　ビタミンB1

⑤ 喫煙量が多い　―　たばこによって損失　―　ビタミンB1

解答欄 ☐

問題 4 サプリメント素材と特徴に関する次の組み合わせのうち、最も適切なものを１つ選びなさい。

① ブルーベリー　―　アスタキサンチン　―　目の健康

② ウコン　―　アントシアニン　―　肝機能強化

③ クロレラ　―　クルクミン　―　肝機能強化

④ リコピン　―　プロビタミンＡ活性　―　抗酸化作用

⑤ ルテイン　―　網膜　―　抗酸化作用

解答欄 ☐

問題 5 サプリメント素材と特徴に関する次の組み合わせのうち、最も適切なものを1つ選びなさい。

① ヤツメウナギ　　　　―　レチノール

② 深海ザメ　　　　　　―　タウリン

③ カキ　　　　　　　　―　スクワレン

④ 冬虫夏草　　　　　　―　ミドリムシ

⑤ 蜂の子　　　　　　　―　蛾の幼虫

解答欄 ☐

. . . .

問題 6 サプリメント素材に関する次の記述のうち、最も適切なものを1つ選びなさい。

① キャッツクローの鎮痛作用・抗炎症作用については、日本では確認されていない。

② ノコギリヤシは、女性特有の症状の緩和に効果があることが知られている。

③ ピクノジェノールは、前立腺肥大症の症状の緩和に効果があることが知られている。

④ 西洋ヤナギは、アスピリンと一緒に摂取すると、作用が増強することがある。

⑤ アサイーは、インド原産の植物である。

解答欄 ☐

問題7 サプリメント素材に関する次の記述のうち、最も適切なものを1つ選びなさい。

① 田七人参は、別名を御種人参という。

② 高麗人参は、有効性分の1つとしてサポニン配糖体を含んでいる。

③ 甘草は、沖縄料理の豆腐ように利用されている。

④ 卵黄油は、家庭でも10分くらいで簡単につくれる。

⑤ 霊芝は、サルノコシカケと呼ばれるキノコ全般のことである。

解答欄 ☐

問題8 サプリメント素材に関する次の記述のうち、最も適切なものを1つ選びなさい。

① 納豆キナーゼは、発汗作用が知られ、風邪のひき始めに効果があるとされる。

② 生姜の辛味成分は、アリシンである。

③ ニンニクの香り成分は、ジンゲロンである。

④ 梅肉に含まれる有機酸は、疲労回復効果があるとされる。

⑤ シソの葉は、血栓を溶かす作用が知られている。

解答欄 ☐

問題 9 次の記述に最も適切なサプリメント素材を１つ選びなさい。

「大豆に含まれるポリフェノールの一種で、植物性エストロゲンとも呼ばれ、体内では、女性ホルモンのエストロゲンと似た働きをすることが知られている。」

① 大豆イソフラボン
② 大豆レシチン
③ 大豆サポニン
④ セサミン
⑤ 食物繊維

解答欄 ☐

··

問題 10 次の記述に最も適切なサプリメント素材を１つ選びなさい。

「青魚に多く含まれる n−3 系の脂肪酸で、脳や神経組織などに多く存在し、これらの組織の発育・発達、機能維持に必要不可欠とされ、認知症の予防やうつ病の予防にも効果が期待されている。」

① GABA
② MSM
③ DHA
④ EPA
⑤ コエンザイム Q10

解答欄 ☐

確認問題の解答・解説

···

問題 1 解答 ②

① × 目標とは、理想と現実の差を埋めることであり、理想と現実がかけ離れている場合、<u>その差が目標となります。</u>

② ○ 目標は、具体的で、実現可能なものとします。

③ × 目標には、達成までの<u>期間を設定する</u>ことが重要です。

④ × 当面の行動目標は、<u>短期目標</u>です。

⑤ × 中期目標、短期目標を<u>段階的に設定する</u>ことが、継続するためにも有効です。

···

問題 2 解答 ②

① ○ 便秘を改善するには、腸の働きを活発にするために、乳酸菌を摂取するようにします。

② × 憂うつな気分を解消するためには、鎮痛、催眠、精神安定などの作用がある神経伝達物質であるセロトニンの働きを<u>亢進させる</u>ために、トリプトファンを摂取するようにします。

③ ○ 疲労物質である乳酸が蓄積しないよう、エネルギー代謝や糖質代謝に関与するビタミンB群を摂取するようにします。

④ ○ 老化を防止し若返るためには、抗酸化作用をもち、細胞を活性化させるビタミンEを摂取するようにします。

⑤ ○ 風邪をひきにくくするためには免疫力を高めることが大切であり、抗酸化作用をもち、皮膚や粘膜の健康維持に欠かせないビタミンCを摂取するようにします。

解答 ⑤

①〇 忙しくて朝食を抜くことが多い場合は、免疫力を高めるためにもビタミンCを意識して摂取するようにします。

②〇 ストレスが多い場合は、副腎皮質ホルモンの分泌に関与するビタミンCを摂取するようにします。

③〇 座って1日中テレビを見ていることが多い場合は、眼精疲労解消にビタミンAを摂取するようにします。

④〇 飲酒の機会が多い場合は、アルコール代謝に必要なビタミンB1を摂取するようにします。

⑤✕ 喫煙量が多い場合、たばこによって損失する<u>ビタミンC</u>を摂取するようにします。

解答 ⑤

①✕ ブルーベリーに含まれているのは、青紫色の色素の<u>アントシアニン</u>であり、アントシアニンが目の健康に効果があるとされます。

②✕ ウコンに含まれているのは、黄色の色素の<u>クルクミン</u>であり、クルクミンが肝機能強化に効果があるとされます。

③✕ クロレラに含まれているのは、葉緑素の<u>クロロフィル</u>であり、クロロフィルが肝機能強化に効果があるとされます。

④✕ リコピンは抗酸化作用がありますが、<u>プロビタミンA活性はありません。</u>

⑤〇 ルテインは、カロテノイドの一種で、網膜を守ったり、抗酸化作用があることが知られています。

解答 ①

①〇 ヤツメウナギの肝臓にはビタミンA（レチノール）が豊富で、夜盲症に効くといわれます。

②✕ 深海ザメには、不飽和炭化水素である<u>スクワレン</u>が含まれています。

③✕ カキには、<u>タウリン</u>が多く含まれています。

④✕ 冬虫夏草は、<u>キノコが蛾の幼虫などに寄生したもの</u>です。

⑤✕ 蜂の子は、<u>ミツバチなど蜂の幼虫</u>です。

* * *

_{問題}
6 解答 ④

①✕ キャッツクローの鎮痛作用・抗炎症作用については、日本でもマウスによる<u>実験で確認されています</u>。

②✕ ノコギリヤシは、<u>前立腺肥大症の症状</u>の緩和に効果があることが知られています。

③✕ ピクノジェノールは、松の樹皮から抽出された成分で、<u>女性特有の症状</u>の緩和に効果があることが知られています。

④○ 西洋ヤナギに含まれるサリシンが分解されるとサリチル酸が産生され、サリチル酸からアスピリンがつくられます。

⑤✕ アサイーは、<u>アマゾン</u>原産のヤシ科の植物です。

* * *

_{問題}
7 解答 ②

①✕ 別名を御種人参というのは、<u>高麗人参</u>です。

②○ サポニン配糖体は、高麗人参のほか田七人参にも含まれています。

③✕ 豆腐ように利用されているのは、<u>紅麹</u>です。

④✕ 卵黄油は、家庭でもつくれますが、時間は<u>1〜2時間</u>かかります。

⑤✕ 霊芝は、<u>サルノコシカケの一種で、マンネンタケ</u>のことです。

* * *

_{問題}
8 解答 ④

①✕ 納豆キナーゼは、<u>血栓を溶かす作用</u>が知られています。

②✕ 生姜の辛味成分は、<u>ジンゲロンとショウガオール</u>です。

③✕ ニンニクの香り成分は、<u>アリシン</u>です。

④〇 梅肉に含まれる有機酸であるクエン酸が、乳酸の生成を抑え疲労を解消
するとされます。

⑤× シソの葉は、香気成分に<u>発汗作用</u>が知られ、風邪のひき始めに効果があ
るとされています。

・・

問題
9 **解答①**

①〇 大豆イソフラボンは、更年期障害の症状改善などに効果があるとされて
います。

②× 大豆レシチンは、大豆に含まれる<u>リン脂質</u>です。

③× 大豆サポニンは、大豆に含まれる<u>配糖体</u>で、<u>肥満予防効果</u>が期待されて
います。

④× セサミンは、<u>ゴマ</u>に含まれる<u>リグナン類</u>の一種です。

⑤× 食物繊維は、<u>難消化性成分</u>であり、人間の消化酵素では消化されませ
ん。

・・

問題
10 **解答③**

①× GABA は、γ-アミノ酪酸ともいい、脳内に多く存在する<u>アミノ酸</u>で、
神経伝達物質として働きます。

②× MSM は、メチルスルフォニルメタンともいい、<u>有機硫黄化合物</u>の一種
で、体内では、含流アミノ酸の構成要素となる硫黄の供給源として働き
ます。

③〇 DHA は、ドコサヘキサエン酸ともいい、炭素数22、不飽和結合6の多
価不飽和脂肪酸です。

④× EPA は、エイコサペンタエン酸ともいい、青魚に多く含まれる多価不
飽和脂肪酸の一種で、<u>中性脂肪値やコレステロール値を低下させ、動脈
硬化を防ぐ作用</u>があるとされています。

⑤× コエンザイム Q10は、ユビキノンともいわれ、<u>脂溶性のビタミン様物
質</u>であり、ATP 合成に欠かせない補酵素です。

SUPPLEMENT

第**5**章

サプリメントに
関連する法制度

「サプリメント」としてさまざまな商品が販売・利用されていますが、
実は、サプリメントには、明確な定義はありません。
　本章では、実際の商品を選択するにあたって知っておきたいサプリメ
ントに関連する法制度の基礎を学びましょう。

SUPPLEMENT

1 健康食品（サプリメント）の定義

1 「健康食品（サプリメント）」という食品は存在しない

　一般に、健康食品は、**健康の保持・増進に資する食品全般**を指し、サプリメントは、**特定成分が濃縮された錠剤やカプセル形態の製品**を指すといわれています。しかし、第1章1でも述べたとおり、健康食品（サプリメント）には明確な定義がないため、抱くイメージは、人によってさまざまといえます。

　2012年に、内閣府消費者委員会が実施した「消費者の『健康食品』の利用に関する実態調査（アンケート調査）」（第1章1参照）によると、健康食品としてイメージする食品を選択した結果は、図表5-1のとおりです。

図表5-1 「健康食品」だと思う食品

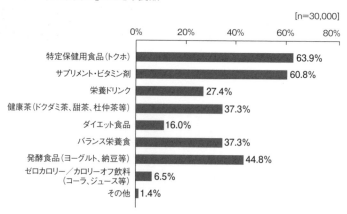

[n=30,000]

- 特定保健用食品(トクホ) 63.9%
- サプリメント・ビタミン剤 60.8%
- 栄養ドリンク 27.4%
- 健康茶(ドクダミ茶、甜茶、杜仲茶等) 37.3%
- ダイエット食品 16.0%
- バランス栄養食 37.3%
- 発酵食品(ヨーグルト、納豆等) 44.8%
- ゼロカロリー／カロリーオフ飲料(コーラ、ジュース等) 6.5%
- その他 1.4%

（出典）内閣府消費者委員会「消費者の『健康食品』の利用に関する実態調査」予備調査（平成24年5月）

「特定保健用食品（トクホ）」や「栄養機能食品」をはじめとする「健康の保持増進に資する食品として販売利用される食品」だけでなく、納豆やヨーグルトといった発酵食品などの「外観、形状等から明らかに食品のうち、一般に健康の保持増進に資する食品とされるもの」も、広く「健康食品」ととらえているということがうかがえます。

2 サプリメントの位置づけ

医薬品や食品など、私たちが口で食べたり飲んだりするものは、「医薬品、医療機器等の品質、有効性及び安全性の確保等に関する法律（以下、「医療品医療機器等法（旧薬事法★）」といいます）」や、「食品衛生法」「食品表示法」「健康増進法」などの法律で、定義や表示の基準などが定められています。

たとえば、医薬品（医薬部外品※を含む）以外はすべて食品に分類されます。サプリメントも、食品の一種に分類されます。

食品は、表示の制度として、国が定めた安全性や有効性に関する基準などを満たして、**保健機能食品**と称することが認められるものと、それ以外の**一般食品**にわけられます。

保健機能食品として一定の表示が認められている特定保健用食品（トクホ）と栄養機能食品以外は、一般食品と同じ扱いです。

日本では、「サプリメント」という分類はありません。★つまり、サプリメントとして利用されているものの多くは、一般食品であるということです。

★2014年11月に、薬事法の名称を変更するという内容を含む「薬事法等の一部を改正する法律」が施行されました。

※医薬部外品
　吐き気、その他の不快感、口臭、体臭、あせも、ただれ、脱毛の防止目的、または、育毛・除毛といった目的で使用されるものなどで、人体に対する作用が緩和なものと定義されます。

★アメリカでは「Dietary Supplement」、ヨーロッパでは「Food Supplement」として、従来の食品・医薬品とは異なるカテゴリの食品で、ビタミン、ミネラル、アミノ酸、ハーブ等の成分を含み、通常の食品と紛らわしくない形状（錠剤やカプセル等）のものを分類しています。

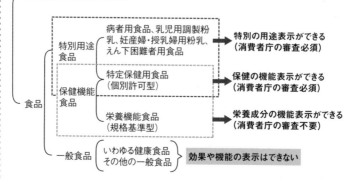

図表 5-2　食品と医薬品の分類の目安

医薬品（医薬部外品を含む）

食品
- 特別用途食品
  - 病者用食品、乳児用調製粉乳、妊産婦・授乳婦用粉乳、えん下困難者用食品 → **特別の用途表示ができる（消費者庁の審査必須）**
- 保健機能食品
  - 特定保健用食品（個別許可型） → **保健の機能表示ができる（消費者庁の審査必須）**
  - 栄養機能食品（規格基準型） → **栄養成分の機能表示ができる（消費者庁の審査不要）**
- 一般食品
  - いわゆる健康食品 その他の一般食品 → **効果や機能の表示はできない**

（出典）消費者庁ホームページ「多様な健康食品」(www.caa.go.jp/foods/pdf/syokuhin368.pdf)を基に作成

 3　医薬品と食品の違い

　医薬品（医薬部外品含む）と食品の最大の違いとして、食品には、原則として、身体の構造や機能に影響を及ぼす表示が認められていないということがあります。つまり、食品は、医薬品とは異なり、効果・効能をうたうことができません。

　医薬品は、医薬品医療機器等法（旧薬事法）によって、製造・販売、市販後の安全対策など一貫した規制が行われ、一定基準の有効性・安全性が確保されています。

　一方、サプリメントは食品に分類されるため、医薬品医療機器等法（旧薬事法）による規制の対象外です。一見、医薬品と同様に思われがちですが、サプリメントは、医薬品とはまったく異なるものなのです。

　医薬品に該当する成分を配合していたり、医薬品と紛らわしい効果・効能を表示や広告していたりといったサプリメントは、違法であり、無承認無許可医薬品として指導と取り締まりの対象となります。

また、サプリメントは、ほかの食品と同様、どれを選択するか、どのくらい利用するかは個人が判断するものであり、使用結果は自己責任とされます。

　しかし、誤った使用をすればリスクを生じる場合もあります。サプリメントについて、基本的な成分表示などを理解しておく必要があります。

食品に関する表示制度

 健康や栄養に関する表示制度

食品についても、健康増進法により、図表5-3のような健康や栄養に関する表示制度が認められています。

図表5-3 **食品に認められる健康・栄養に関する表示**

制度	基準・許可
栄養成分表示	表示をする場合の基準
栄養機能食品	規格基準に適合すれば許可不要
特定保健用食品	許可制
特別用途食品	許可制

特定保健用食品と**栄養機能食品**をあわせて、**保健機能食品**と呼ばれています。

なお、機能性食品、栄養補助食品、健康補助食品、栄養強化食品、栄養調整食品などの名称が用いられているものもありますが、いずれも明確に定義されていたり制度化されていたりするものではありません。

また、健康保持増進効果などについて、虚偽または誇大広告を行うことは、健康増進法などで禁止されています。

 栄養成分に関する表示制度

食品について、栄養成分や熱量を表示して販売する場合、一定の内容・方法が健康増進法により義務づけられて

います。★

　また、国民の栄養摂取の状況からみて、健康の保持増進に影響を与えている重要な栄養成分や熱量については、**栄養表示基準**により表示が義務づけられています。この場合、表示が一定の基準を満たすものであることも、義務づけられています。

　栄養表示基準の内容は、図表5-4のとおりです。

★健康増進法第31条第1項により定められています。なお、食品表示法の制定により、表示基準は食品表示法に移行して一元化されました。

図表5-4　**重要な栄養成分・熱量の表示基準**

①規制の対象となる表示栄養成分・熱量の範囲
②表示すべき事項および方法など
・表示すべき事項は、①熱量、②たんぱく質、③脂質、④炭水化物、⑤食塩相当量（⑥その他、表示しようとする栄養成分） ・それぞれの含有量を①～⑥の順番で記載すること
③強調表示の基準
たんぱく質、食物繊維等について「高」「含有」などを表示する場合や、熱量、脂質等について「無」「低」などを表示する場合に満たしていなければならない基準

図表 5-5 栄養成分表示と強調表示の例

①栄養成分表示の例

栄養成分表示 1袋（50g）あたり	
エネルギー	260kcal
たんぱく質	3.8g
脂質	12.1g
炭水化物	33.2g
食塩相当量	0.17g

→ ・100gや100㎖、1食分、1袋分など一定の単位あたりの含有量が表示されています。
・栄養成分表示を見るときは、書かれている数値が食品何gあたりなのかなどに注意しましょう。

・熱量（エネルギー）から食塩相当量までの5項目は必ず表示されています。これらに加え、他の成分の量が書かれていることもあります。

②強調表示の例

栄養成分表示 1袋（13.5g）あたり	
エネルギー	72kcal
たんぱく質	0.97g
脂質	3.8g
炭水化物	8.4g
食塩相当量	0.022g
カルシウム	25mg
カカオポリフェノール	42mg

→ ・この商品には「カルシウム入り」の表示（強調表示）があるので、カルシウムの含有量も表示されています。

→ ・他の栄養成分や、栄養成分でないものも表示されていることがあります。

③強調表示の例とその意味

強調表示の例	意味	商品の例
「源」「供給」「含有」「入り」「使用」「添加」など	ある栄養成分を、決められた値以上含んでいる	「カルシウム入り」と書かれたビスケットの場合、100gあたりカルシウムを105mg以上含んでいます。
「〜より強化」	増やした栄養成分の量（従来品との差）が、決められた値以上	「従来品よりビタミンEを強化」と書かれたドレッシングの場合、増やしたビタミンEの量（従来品との差）が、100mlにつき0.6mg以上
「高」「多」「豊富」「リッチ」「たっぷり」など	ある栄養成分を、決められた値以上含んでいる	「カルシウムたっぷり」と書かれたビスケットの場合、100gあたりカルシウムを210mg以上含んでいます。
「無」「ゼロ(0)」「ノン」「レス」「フリー」など	熱量（エネルギー）や糖類、ナトリウムなどの量が、決められた値未満で、ほとんど含んでいないといえる	「カロリーゼロ」と書かれた清涼飲料水の場合、100mlあたりの熱量（エネルギー）は5kcal未満です。
「低」「ひかえめ」「少」「ライト」「ダイエット」「オフ」など	熱量（エネルギー）や糖類、ナトリウムなどの量が、決められた値以下である	「カロリーオフ」と書かれた清涼飲料水の場合、100mlあたりの熱量（エネルギー）は20kcal以下です。
「〜より低減」	減らした熱量（エネルギー）や糖類、ナトリウムなどの量（従来品との差）が、決められた値以上	「従来品より脂質を低減」と書かれたドレッシングの場合、減らした脂質の量（従来品との差）は、100mlにつき1.5g以上です。

（出典）農林水産省ホームページ「栄養成分表示の見かた」(http://www.maff.go.jp/j/fs/f_label/f_value/)

3 栄養機能食品に関する表示制度

　ビタミンおよびミネラルの補給のために利用される食品について、栄養成分の機能を表示して販売する場合、一定の内容・方法が義務づけられています。

　栄養機能食品として販売するためには、1日当たりの摂取目安量に含まれる栄養成分量が、定められた上限値・下限値の範囲内にある必要があります。**栄養機能表示**だけではなく、**注意喚起のための表示**なども、義務づけられています。

図表 5-6　表示に当たっての留意点

留意点	表示	禁止される表示の例
栄養機能表示をする栄養成分の名称を「栄養機能食品」の表示に続けて表示	義務	栄養機能食品（ビタミンC）
注意喚起表示	義務	本品は、多量摂取により疾病が治癒したり、より健康が増進するものではありません。1日の摂取目安量を守ってください。
栄養機能食品の規格基準が定められている栄養成分以外の成分の機能の表示や特定の保健の用途の表示	禁止	・ダイエットできます。 ・疲れ目の方に。
消費者庁長官が個別に審査等をしているかのような表示	禁止	消費者庁長官認定規格基準適合

（出典）消費者庁ホームページ「栄養機能食品」(www.caa.go.jp/foods/pdf/syokuhin89.pd)

図表 5-7　栄養機能表示

栄養成分	栄養機能表示
亜鉛	・亜鉛は、味覚を正常に保つのに必要な栄養素です。 ・亜鉛は、皮膚や粘膜の健康維持を助ける栄養素です。 ・亜鉛は、たんぱく質・核酸の代謝に関与して、健康の維持に役立つ栄養素です。
カルシウム	・カルシウムは、骨や歯の形成に必要な栄養素です。
鉄	・鉄は、赤血球を作るのに必要な栄養素です。
銅	・銅は、赤血球の形成を助ける栄養素です。 ・銅は、多くの体内酵素の正常な働きと骨の形成を助ける栄養素です。
マグネシウム	・マグネシウムは、骨の形成や歯の形成に必要な栄養素です。 ・マグネシウムは、多くの体内酵素の正常な働きとエネルギー産生を助けるとともに、血液循環を正常に保つのに必要な栄養素です。
ナイアシン	・ナイアシンは、皮膚や粘膜の健康維持を助ける栄養素です。
パントテン酸	・パントテン酸は、皮膚や粘膜の健康維持を助ける栄養素です。
ビオチン	・ビオチンは、皮膚や粘膜の健康維持を助ける栄養素です。
ビタミンA	・ビタミンAは、夜間の視力の維持を助ける栄養素です。 ・ビタミンAは、皮膚や粘膜の健康維持を助ける栄養素です。
ビタミンB$_1$	・ビタミンB$_1$は、炭水化物からのエネルギー産生と皮膚と粘膜の健康維持を助ける栄養素です。
ビタミンB$_2$	・ビタミンB$_2$は、皮膚や粘膜の健康維持を助ける栄養素です。
ビタミンB$_6$	・ビタミンB$_6$は、たんぱく質からのエネルギー産生と皮膚や粘膜の健康維持を助ける栄養素です。
ビタミンB$_{12}$	・ビタミンB$_{12}$は、赤血球の形成を助ける栄養素です。
ビタミンC	・ビタミンCは、皮膚や粘膜の健康維持を助けるとともに、抗酸化作用を持つ栄養素です。
ビタミンD	・ビタミンDは、腸管のカルシウムの吸収を促進し、骨の形成を助ける栄養素です。
ビタミンE	・ビタミンEは、抗酸化作用により、体内の脂質を酸化から守り、細胞の健康維持を助ける栄養素です。
葉酸	・葉酸は、赤血球の形成を助ける栄養素です。 ・葉酸は、胎児の正常な発育に寄与する栄養素です。

4 特定保健用食品に関する表示制度

　身体の生理学的機能などに影響を与える保健機能成分を含む食品について、特定の保健の用途を表示して販売する場合、一定の内容・方法が健康増進法により義務づけられています。

　国（消費者庁）の許可を受けて許可マークが付され、血圧や血中のコレステロールなどを正常に保つことを助ける、胃の調子を整えるのに役立つなどを表示することができます。

図表 5-8　特定保健用食品の区分

区分	概要
特定保健用食品	許可または承認を受けて、食生活で特定の保健の目的で摂取をする人に対し、その摂取により当該保健の目的が期待できる旨の表示をする食品
特定保健用食品 （疾病リスク低減表示）	関与成分の疾病リスク低減効果が医学的・栄養学的に確立されている場合に、疾病リスク低減表示を認める特定保健用食品
特定保健用食品 （規格基準型）	特定保健用食品としての許可実績が十分であるなど科学的根拠が蓄積されている関与成分について規格基準を定め、消費者委員会の個別審査なく、事務局において規格基準に適合するかの審査を行い許可する特定保健用食品
条件付特定保健用食品	特定保健用食品の審査で要求している有効性の科学的根拠のレベルには届かないものの、一定の有効性が確認される食品を、限定的な科学的根拠である旨の表示をすることを条件として、許可対象と認める食品 許可表示の例：○○を含んでおり、根拠は必ずしも確立されていませんが、△△に適している可能性がある食品です。

図表 5-9　疾病リスク低減表示

関与成分	特定の保健の用途にかかる表示の例	摂取上の注意事項の表示の例
カルシウム （食品添加物公定書等に定められたものまたは食品等として人が摂取してきた経験が十分に存在するものに由来するもの） 1日摂取目安量： 300〜700mg	・この食品はカルシウムを豊富に含みます。 ・日頃の運動と適切な量のカルシウムを含む健康的な食事は、若い女性が健全な骨の健康を維持し、歳をとってからの骨粗鬆症になるリスクを低減するかもしれません。	一般に疾病はさまざまな要因に起因するものであり、カルシウムを過剰に摂取しても骨粗鬆症になるリスクがなくなるわけではありません。
葉酸 （プテロイルモノグルタミン酸） 1日摂取目安量： 400〜1,000μg	・この食品は葉酸を豊富に含みます。 ・適切な量の葉酸を含む健康的な食事は、女性にとって、二分脊椎などの神経管閉鎖障害を持つ子どもが生まれるリスクを低減するかもしれません。	一般に疾病はさまざまな要因に起因するものであり、葉酸を過剰に摂取しても神経管閉鎖障害を持つ子どもが生まれるリスクがなくなるわけではありません。

図表 5-10　特定保健用食品（規格基準型）制度の規格基準

区分	関与成分	1日摂取目安量	表示できる保健の用途の表示の例	摂取上の注意事項の表示の例
Ⅰ 食物繊維	難消化性デキストリン（食物繊維として）	3〜8g	○○（関与成分）が含まれているのでおなかの調子を整えます。	摂り過ぎあるいは体質・体調によりおなかがゆるくなることがあります。多量摂取により疾病が治癒したり、より健康が増進するものではありません。他の食品からの摂取量を考えて適量を摂取してください。
	ポリデキストロース（食物繊維として）	7〜8g		
	グアーガム分解物（食物繊維として）	5〜12g		
Ⅱ オリゴ糖	大豆オリゴ糖	2〜6g	○○（関与成分）が含まれておりビフィズス菌を増やして腸内の環境を良好に保つので、おなかの調子を整えます。	摂り過ぎあるいは体質・体調によりおなかがゆるくなることがあります。多量摂取により疾病が治癒したり、より健康が増進するものではありません。他の食品からの摂取量を考えて適量を摂取してください。
	フラクトオリゴ糖	3〜8g		
	乳果オリゴ糖	2〜8g		
	ガラクトオリゴ糖	2〜5g		
	キシロオリゴ糖	1〜3g		
	イソマルトオリゴ糖	10g		
Ⅲ 食物繊維	難消化性デキストリン	4〜6g （1日1回食事とともに摂取する目安量）	食物繊維（難消化性デキストリン）の働きにより、糖の吸収をおだやかにするので、食後の血糖値が気になる方に適しています。	血糖値に異常を指摘された方や、糖尿病の治療を受けておられる方は、事前に医師などの専門家にご相談の上、お召し上がり下さい。摂りすぎあるいは体質・体調によりおなかがゆるくなることがあります。多量摂取により疾病が治癒したり、より健康が増進するものではありません。

5 特別用途食品に関する表示制度

　乳児、幼児、妊産婦、病者などの発育、健康の保持・回復などに適する成分を含む食品について、**特別用途食品**として販売する場合、一定の内容・方法が健康増進法により義務づけられています。表示について、国の許可を受ける必要があります。特別用途食品には、病者用食品、妊産婦・授乳婦用粉乳、乳児用調製粉乳、えん下困難者用食品があります。

　表示の許可に当たっては、許可基準があるものについては適合性を審査し、許可基準のないものについては個別に評価を行います。

　なお、健康増進法に基づく「特別の用途に適する旨の表示」の許可には、**特定保健用食品**も含まれます。

図表 5-11 特別用途食品の分類図

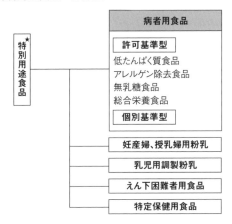

★特別用途食品マーク

区分欄には、食品の用途を記載

区分欄には、食品の用途を記載

食品の安全と衛生確保のための表示

 1 消費期限・賞味期限の表示制度

　加工食品には、必ず期限が表示されています。期限表示には、図表5-12のとおり、**消費期限**と**賞味期限**の2種類があります。

　消費期限も賞味期限も、あくまでも開封前の期限を表しています。一度、開封したら期限にかかわらず、早めに食べるようにします。

図表5-12 消費期限と賞味期限

消費期限	名称	賞味期限
期限を過ぎたら食べない方がよい期限 （use−by date）	意味	おいしく食べることができる期限 （best−before） ※期限を過ぎても、すぐ食べられなくなるというものではない
年月日	表示方法	3か月を超えるものは年月、3か月以内のものは年月日
弁当、サンドイッチ、生麺、惣菜	対象食品の例	スナック菓子、カップ麺、缶詰
定められた方法により保存した場合に、腐敗、変敗その他の品質の劣化にともない安全性を欠くこととなるおそれがないと認められる期限を示す年月日	定義	定められた方法により保存した場合に期待されるすべての品質の保持が十分に可能であると認められる期限を示す年月日 ※ただし、期限を超えた場合であっても、これらの品質が保持されていることがあるものとする。

 2 食品添加物の表示制度

　加工食品の原材料名の表示をみると、「着色料」や「酸

化防止剤」などの記載があります。これらは**食品添加物**と
いい、原則、使用したすべての物質名を表示する必要があ
るとされています。★

　食品添加物とは、食品に加えることで、味をととのえた

★最終的に食品に残って
いない食品添加物や、
残っていても量が少な
いために効果が発揮さ
れない食品添加物につ
いては、表示しなくて
もよいことになってい
ます。

図表 5-13 食品添加物の種類と用途例

種類	目的と効果
甘味料	食品に甘味を与える
着色料	食品を着色し、色調を調節する
保存料	カビや細菌などの発育を抑制し、食品の保存性をよくし、食中毒を予防する
増粘剤	食品に滑らかな感じや、粘り気を与え、分離を防止し、安定性を向上させる
安定剤	
ゲル化剤	
糊剤	
酸化防止剤	油脂などの酸化を防ぎ保存性をよくする
発色剤	ハム・ソーセージなどの色調・風味を改善する
漂白剤	食品を漂白し、白く、きれいにする
防かび剤 (防ばい剤)	柑橘類等のかびの発生を防止する
イーストフード	パンのイーストの発酵をよくする
ガムベース	チューインガムの基材に用いる
香料	食品に香りをつけ、おいしさを増す
酸味料	食品に酸味を与える
調味料	食品にうま味などを与え、味をととのえる
豆腐用凝固剤	豆腐を作るときに豆乳を固める
乳化剤	水と油を均一に混ぜ合わせる
水素イオン濃度調整剤(pH調整剤)	食品のpHを調節し品質をよくする
かんすい	中華めんの食感、風味を出す
膨脹剤	ケーキなどをふっくらさせ、ソフトにする
栄養強化剤	栄養素を強化する
その他の食品添加物	その他、食品の製造や加工に役立つ

(出典)日本食品添加物協会ホームページ「食品添加物の種類と用途例」
(http://www.jafaa.or.jp/tenkabutsu01/siryou.html)

り、長期保存を可能にしたり、色や香りをつけるなど、さまざまな目的と効果を得るための物質の総称です。

 アレルギー物質の表示制度

　食物アレルギー症状を引き起こすことが明らかになった食品で、特に症状の発症数や重篤度から表示の必要性が高いものは、**特定原材料**として表示が義務づけられています（図表5-14①）。

　また、食物アレルギー症状を引き起こすことが明らかになった食品で、可能な限り特定原材料に準ずるものとして表示するよう努めることとされているのもあります（図表5-14②）。

図表5-14 アレルギー物質の表示対象

種類	対象
①特定原材料（7品目）	えび、かに、小麦、そば、卵、乳、落花生
②特定原材料に準ずるもの（20品目）	あわび、いか、いくら、オレンジ、カシューナッツ、キウイフルーツ、牛肉、くるみ、ごま、さけ、さば、大豆、鶏肉、バナナ、豚肉、まつたけ、もも、やまいも、りんご、ゼラチン

　表示方法には、原材料の直後に括弧書きする**個別表示**と原材料をすべて記載し後ろにまとめて括弧書きする**一括表示**があります（図表5-15）。

　この2つを組み合わせて表示することは、原則、認められていません。

個別表示の例	一括表示の例
豚ロース肉、水あめ、植物性たんぱく(大豆を含む)、食塩、肉エキス(牛肉を含む)、調味料(アミノ酸等)	豚ロース肉、水あめ、植物性たんぱく、食塩、肉エキス、調味料(アミノ酸等)、(原材料の一部に大豆・牛肉を含む)

①代替標記

アレルギー物質を含むことが容易に判別できる食品は、アレルギー表示を省略することができます。

> 例：マヨネーズ（卵を含む）　　→マヨネーズ
> 　　うどん（小麦を含む）　　　→うどん

②コンタミネーション

コンタミネーションとは、原材料として特定原材料などを使用していない食品を製造する際に、アレルギー物質が混入することをいいます。

製造過程で特定原材料などが混入しないよう、十分に洗浄するなどの対策を徹底しても、なお、コンタミネーションの可能性が排除できない場合には、注意喚起表記が推奨されています。

> 例：本品製品工場では○○（特定原材料等の名称）を含む製品を生産しています。

ただし、「入っているかもしれない」といった表示方法（可能性表示）は認められていません。

摂取基準・摂取上限の制度

「日本人の食事摂取基準」では、健康の維持・増進、生活習慣病の予防を目的として、エネルギーと各栄養素の摂取量の基準が示されています（第3章10参照）。このなかで、図表5-16のビタミンとミネラルについては、摂取量の上限（耐容上限量）※が定められています。

※耐容上限量
　過剰摂取による健康障害からの回避を目的として設定されています。なお、十分な科学的根拠が得られない栄養素については、設定されていません。

図表 5-16　耐容上限量の定めがあるもの

種類		対象
ビタミン	脂溶性ビタミン	ビタミンA、ビタミンD、ビタミンE
	水溶性ビタミン	ナイアシン、ビタミンB6、葉酸※
ミネラル	多量ミネラル	カルシウム、マグネシウム※、リン
	微量ミネラル	鉄、亜鉛、銅、マンガン、ヨウ素、セレン、モリブデン

※サプリメントなど通常の食品以外からの摂取する場合

SUPPLEMENT

4 食品に関する禁止と規制

1 虚偽誇大広告・優良誤認表示の禁止

　健康増進法や景品表示法では、食品を販売する場合の表示や広告に関して、健康保持増進効果などについて、著しく事実に相違する表示（**虚偽誇大広告**）や事実を誤認させる表示（**優良誤認表示**）をすることを禁じています。★

　健康食品やサプリメントも食品であるため、虚偽誇大広告や優良誤認表示の禁止が適用されます。

　しかし、虚偽誇大広告や優良誤認表示については、法律で規制され、ガイドラインも示されていましたが、どのような内容が該当するかの判断基準が明確ではなく、わかりにくいという問題がありました。

　そこで、2013年12月に、消費者庁により、具体的な表現例や問題となった違反事例などを用いた、「いわゆる健康食品に関する景品表示法及び健康増進法上の留意事項について」が公表されました。

　なお、虚偽誇大広告や優良誤認表示については、消費者に著しく優良であると誤認させる場合や、著しく事実に反している場合に違反となるものであり、特定の用語や文言の使用が一律に禁止されているわけではありません。消費者側も、こうした知識をもつことが大切です。

★健康増進法により、「何人も、食品として販売に供する物に関して広告その他の表示をするときは、健康の保持増進の効果その他内閣府令で定める事項について、著しく事実に相違する表示をし、又は著しく人を誤認させるような表示をしてはならない」と定められています。

2 効果効能を表示・暗示する表現

　以下、健康の保持増進の効果について、消費者庁の「い

わゆる健康食品に関する景品表示法及び健康増進法上の留意事項について」に掲げられている例を紹介します。

健康の保持増進の効果とは、健康状態の改善または健康状態の維持の効果であり、たとえば、図表5-17のとおりです。

図表5-17 健康の保持増進の効果の表示の例

健康保持増進効果	例
①疾病の治療または予防を目的とする効果	・糖尿病、高血圧、動脈硬化の人に。 ・末期ガンが治る。 ・虫歯にならない。 ・肥満の解消
②身体の組織機能の一般的増強、増進を主たる目的とする効果	・疲労回復 ・強精(強性)強壮 ・体力増強 ・食欲増進 ・老化防止 ・免疫機能の向上
③特定の保健の用途に適する旨の効果	・本品はおなかの調子を整えます。 ・この製品は血圧が高めの方に適する。
④栄養成分の効果	・カルシウムは、骨や歯の形成に必要な栄養素です。

※①②は、医薬品の効果効能に相当する。
※③は、特別用途食品を除いて医薬品の効果効能を暗示するものに相当する。

内閣府令で定める事項	例
①含有する食品または成分の量	・大豆が○○g含まれている。 ・カルシウム○○mg配合
②特定の食品または成分を含有する旨	・プロポリス含有 ・○○抽出エキスを使用しています。
③熱量	・カロリーオフ ・エネルギー0kcal
④人の身体を美化し、魅力を増し、容貌を変え、または皮膚もしくは毛髪を健やかに保つことに資する効果	・皮膚にうるおいを与えます。 ・美しい理想の体形に。

暗示的または間接的に表現するもの	例
①名称またはキャッチフレーズにより表示するもの	・スーパーダイエット○○(製品名) ・○○(製品名)ダイエット成功者が続々 ・ガン、糖尿病、肝硬変○○○(製品名)

暗示的または間接的に表現するもの	例
②含有成分の表示および説明により表示するもの	・ダイエットの効果で知られる○○○を××mg配合
③起源、由来等の説明により表示するもの	・○○○という古い自然科学書をみると×××は肥満を防止し、消化を助けるとある。こうした経験が昔から伝えられていたが故に食膳に必ず備えられたものである。
④新聞、雑誌等の記事、医師、学者等の談話、学説、経験談などを引用または掲載することにより表示するもの	・○○○○(××県、△△歳) ・×××を3か月間毎朝続けて食べたら、9kgやせました。
⑤医療・薬事・栄養等、国民の健康の増進に関連する事務を所掌する行政機関(外国政府機関を含む)や研究機関等により、効果等に関して認められている旨を表示するもの	・××国政府認可○○食品 ・○○研究所推薦○○食品

 ## 3 著しく事実に相違する表示となる要件

たとえば、ある食品について、摂取した場合に実際に得られる効果が広告に書かれたとおりではないことを知っていれば、その食品を購入しないという選択ができます。

私たちは、通常、広告にはある程度の誇張があることを了解しており、表示内容を評価・判断したうえで商品を選択します。したがって、**明らかに広告のための表現であると認識でない表示**は、私たちの**商品選択を誤らせ、与える影響が大きい**と考えられます。

商品選択を誤らせるような、広告上の表現であることがわかりにくい場合が、著しく事実に相違する表示に該当すると考えられています。

以下、事実に相違する表示と人を誤認させる表示について、消費者庁の「いわゆる健康食品に関する景品表示法及び健康増進法上の留意事項について」に掲げられている例を紹介します。

①事実に相違する表示

広告等に表示されている健康保持増進効果等と実際の健康保持増進効果等が異なることを指します。次のような場合が該当します。

> ・十分な実験結果などの根拠が存在しないにもかかわらず、「3か月間で●kgやせることが実証されています」と表示する場合
> ・体験談そのものや体験者、推薦者が存在しないにもかかわらず、体験談を捏造<ruby>捏造<rt>ねつぞう</rt></ruby>した場合、捏造された資料を表示した場合

②人を誤認させる表示

食品の広告などから認識することとなる健康保持増進効果等の印象や期待感と、実際の健康保持増進効果等に相違があることを指します。★ 一般的に該当すると考えられる例には、次のものが挙げられています。

> ・特定の成分について、健康保持増進効果等が得られるだけの分量を含んでいないにもかかわらず、生活習慣を改善するための運動等をしなくても、とりすぎた栄養成分もしくは熱量または体脂肪もしくは老廃物質等を排出し、または燃焼させることをイメージさせる
> ・健康保持増進効果等に関し、メリットとなる情報を断定的に表示しているにもかかわらず、デメリットとなる情報（たとえば、効果が表れない者が実際にいること、一定の条件下でなければ効果が得られにくいことなど）が表示されておらず、または著しく消費者が認識し難い方法で表示されている
> ・体験者、体験談は存在するものの、一部の都合のよい

体験談のみや体験者の都合のよいコメントのみを引用
するなどして、誰でも容易に同様の効果が期待できる
かのような表示がされている
・健康の保持増進の効果等について公的な認証があると
表示しておきながら、実際には、当該効果などにかか
る認証を受けていない
・根拠となる学術データのうち、当該食品にとって不都
合な箇所を捨象し（切り捨て）、有利な箇所のみを引用
する

 4 違反となる表示例

　私たちが表示から受ける認識、印象、期待は、表示され
た一部の用語や文言のみで判断しているものではありませ
ん。用語や文言のほかに、周辺に記載されている表現や、
掲載された写真、イラスト、対比（コントラスト）なども
含め、**表示全体で判断**しています。
　消費者庁による「いわゆる健康食品に関する景品表示法
及び健康増進法上の留意事項について」では、私たちが適
正な商品選択を行うにあたって重要な参考になるものとし
て、違反すると考えられる具体的な事例（図表5-18）を
示しています。

図表 5-18 違反となる表示例

内容	例
①疾病の治療または予防を目的とする効果の表示例	・医者に行かなくとも動脈硬化を改善!! ・糖尿病、高血圧が気になる方にもオススメ! ・1日1本飲むだけで、動脈硬化を改善!さらに、糖尿病や高血圧の予防にも最適! ・本品に含まれる○○○、△△△等の成分は、昔から生活習慣病の予防に効くといわれています
	・医者に行かなくともがんが治る ・花粉症にお悩みの方に ・頭痛や吐き気、腹痛を和らげます ・肝障害、肝機能低下の改善 ・虫歯になりにくい
	・○○○の主原料である△△△は、昔から、血行を改善し高血圧に効くと言い伝えられており、古代中国では、薬物として大変珍重されていました。 ・医学博士の談「△△△が高血圧に効くことは、世界中で知られているところですが、△△△に含まれる有効成分が、血液中の□□□と結びつき、血液をサラサラにするものと考えられています。…」
②身体の組織機能の一般的増強、増進を主たる目的とする効果の表示例	・新陳代謝を盛んにするとともに、胃腸の消化吸収も増大! ・これを飲めば、飛躍的に体力が向上します!
	・自然治癒力を高める ・免疫力アップ ・解毒機能を高める
③特定の保健の用途に適する旨の効果の表示例	・便秘でお悩みの方にオススメ! ・体質改善、健胃整腸で知られる△△を原料 ・整腸作用に有効な「高濃度大豆イソフラボン」を○○mg配合! ・しっかりおなかの調子を整える!!
	・血圧が高めの方に(コレステロール、血糖値等も同様) ・体脂肪がつきにくい ・虫歯の原因になりにくい
④成分に関する表示例	・○○を原料とし、これに有効成分である△△酵素を添加、相乗効果をもつ!! ・当社独自の製造方法により、従来製品より10倍以上のミネラル成分を配合! ・配合成分DHA、EPAが動脈硬化の原因である悪玉コレステロールや中性脂肪を下げ、血液をサラサラにします。 ・高血糖に有効な食物繊維が豊富に含まれている△△を主原料にしています。 ・この「○○サプリ」に含まれる成分「××」がテレビで紹介されました!

内容	例
④成分に関する表示例	・肝機能に有効な○○成分を配合 ・疲労回復に役立つ△△を配合 ・整腸成分○○を含む□□が主原料 ・二日酔いの原因アセトアルデヒドを分解する△△を配合 ・□□を原料としているので美容に最適
⑤人の身体を美化し、魅力を増し、容貌を変え、または皮膚もしくは毛髪を健やかに保つことに資する効果の表示例	・最高級ミネラル成分の配合により、絶対にやせられます!! ・最高のダイエットサプリメント!絶対やせられる○○サプリ!! ・もう運動の必要はありません!ただ飲むだけで、だから簡単にやせられる!! ・美容にも最適です。 ・使用後1か月で『－○○kg!!』 ・絶対、抜群、強力、脅威 ・○○満点(例:栄養満点) ・満足度○○% ・奇跡の○○(例:奇跡のダイエット効果) ・おもしろいように落ちていく! ・健康に食事制限なしに ・わずか○○日で!
⑥認証等に関する表示例	・厚生労働省承認済みのダイエット用健康食品です ・「××外国政府機関」も認めたダイエット用健康食品です ・世界保健機関(WHO)許可

 5 業界の自主的な認証制度

　健康食品やサプリメントの安全性と品質を保証するため、業界では**自主的な認証制度**を設けています。

① JHFA 認定制度

　1985年に当時の厚生省が設置を認めた財団法人日本健康・食品協会（2011年より内閣府の認定を受け、公益財団法人日本健康・栄養食品協会）の事業として、健康食品の規格基準の設定とその基準にかかる認定制度が開始されました。食品群ごとに規格基準を定め、基準をクリアした製品には、JHFA（認定健康食品）マーク★の表示を認めています。2020年11月時点、69種類の規格基準を設けています（図表5-19）。

★ JHFA マーク

食品群	商品
たんぱく質類	牡蠣抽出物食品／しじみ抽出物食品／たんぱく食品／緑イ貝※食品／スッポン粉末食品／たんぱく質酵素分解物食品／鯉抽出物食品
脂質類	イコサペンタエン酸(EPA)含有精製魚油食品・ドコサヘキサエン酸(DHA)含有精製魚油食品／大豆レシチン食品／月見草油／ガンマーリノレン酸含有食品／スッポンオイル食品
糖類	食物繊維食品／オリゴ糖類食品／ムコ多糖・たんぱく食品／キトサン食品／グルコサミン食品／N-アセチルグルコサミン食品／フコダイン食品／コンドロイチン硫酸食品
ビタミン類	小麦はい芽油／大麦はい芽食品／米はい芽油／はと麦はい芽食品／ビタミンE含有植物油／ビタミンC含有食品／ベータカロテン含有食品
ミネラル類	カルシウム食品
発酵微生物類	酵母食品／乳酸菌(生菌)利用食品／植物エキス発酵飲料／植物発酵食品／ナットウ菌培養エキス食品
藻類	クロレラ／スピルリナ
きのこ類	シイタケ食品／マンネンタケ(霊芝)食品
ハーブ等植物成分等	オタネニンジン根食品／麦類若葉食品／まこも食品／アルファルファ食品／エゾウコギ食品／梅エキス食品／プルーンエキス食品／はい芽食品／大豆サポニン食品／キダチアロエ食品／アロエベラ食品／緑茶エキス食品／ギムネマシルベスタ食品／ガルシニアエキス食品／大豆イソフラボン食品／にんにく食品／イチョウ葉エキス食品／ブドウ種子エキス食品／ウコン食品／ビルベリーエキス食品／レスベラトロール食品／青汁食品
蜂産品類	花粉食品／プロポリス食品／ローヤルゼリー食品
その他	グルコン酸類食品／コエンザイムQ10食品／ラクトフェリン食品／α-リポ酸食品／ヒアルロン酸食品／エラスチン食品／プラセンタ食品

(出典)公益財団法人日本健康栄養食品協会ホームページ「JHFAマーク商品リスト」
(https://www.jhnfa.org/health-02.html)

※緑イ貝
ニュージーランドだけで穫れる二枚貝です。抗酸化酵素、ムコ多糖体、多種のビタミン、ミネラルを豊富に含んでいます。

　規格成分だけでなく、一般細菌や大腸菌なども分析したうえで、また、表示内容について、医学・栄養学の専門家から構成される「認定健康食品認定審査会」で審査し、「JHFAマーク」の表示を許可しています。

② GMP 認証制度

　GMPとは、「Good Manufacturing Practice」の略称で、「適正製造規範」と訳されます。原材料の受け入れから製造、包装、出荷まで、すべての過程において安全に行われ、一定の品質が保たれるように管理されるための基準です。

　もともとは、アメリカを参考に、医薬品の品質管理のガイドラインとして導入されました。

　2005（平成17）年に、厚生労働省が錠剤、カプセル状等の健康食品の均質化を図り信頼性を高めるため、「**健康食品におけるGMPガイドライン**」を示しました。これを受けて、業界の自主的な取組みにより、品質の確保を図るためにGMP認証制度が導入されました。次の一定の審査基準を満たした工場には、**GMP認証マーク★**が付与されます。

★ GMP 認証マーク

> ①各製造工程での人為的な誤りの防止……混同、手違いを防止する
> ②人為的な誤り以外の要因による製品そのものの汚染および品質低下の防止……汚染された環境にないことを立地条件とする
> ③全製造工程を通じた一定の品質の確保……高度な品質を保証するシステムの設計をする

 SUPPLEMENT 5

サプリメントを選ぶときの注意点

1 表示・広告の法令別違反件数

　東京都福祉保健局は、健康食品による健康被害を未然に防止するため、法令違反の可能性が高いと思われる健康食品を販売店やインターネット通信販売などで購入し、表示・広告について調査を行っています。「令和元年度健康食品試買調査結果」によると、図表5-20のとおりです。

　同調査によると、「販売店で購入した製品では、55品目中39品目に不適正な表示・広告がみられ」、「インターネット等の通信販売で購入した製品では、70品目中69品目に不適正な表示・広告」がみられたと報告されています。

図表5-20　法令別違反または違反の疑いの品目数の内訳

製品群	食品衛生法				食品衛生法	健康増進法	医薬品医療機器等法	景品表示法	特定商取引法
	品質事項	衛生事項	保険事項	その他					
美白、美容、美肌	3	5	5	0	0	2	12	7	12
痛み・炎症の緩和	5	7	3	0	0	1	7	3	6
骨・筋力サポート	2	3	3	0	0	1	6	1	4
ダイエット効果	4	4	3	0	0	3	12	6	12
抗糖化・エイジングケア	3	6	6	0	0	5	11	6	9
男性機能向上	1	7	8	0	0	0	8	0	6
女性向け	2	3	0	0	0	0	2	0	2
免疫力増強	4	7	9	1	0	5	15	4	10
脳機能系	1	4	3	0	0	2	3	3	3
育毛・発毛	0	2	3	0	0	3	5	3	4
健康茶	1	4	1	0	0	1	5	1	2
視力回復	0	3	3	0	0	2	4	4	4
その他	3	3	1	0	0	1	0	5	5
合計※	29	58	48	1	0	26	90	43	79

※複数の法令に違反または違反の疑いのあるものは、各々計上している。
（出典）東京都庁ホームページ「令和元年度健康食品試買調査結果」
（https://www.metro.tokyo.lg.jp/tosei/hodohappyo/press/2020/03/24/09.html）

2 不適正な表示・広告の見極め

　健康食品試買調査は、法令違反の高い製品を調べているため、このような結果となっているのであり、実際に市場に出回っている健康食品やサプリメントが、この値で違反が起きているということではありません。

　しかし、不適正な表示・広告が多く抽出されているということも、1つの事実です。

　表示・広告に記載された情報をそのまま鵜呑みにするのではなく、自分自身で選択できる目をもつことが、大変重要です。

図表 5-21　健康食品・サプリメント選択時のポイント

チェック項目	注意点
成分名	原材料に含まれる具体的な物質名まで確認する
含有量	各成分について、どのくらいの量が含まれているかを確認する
問い合わせ先	製品についての相談窓口（お客さま相談室など）が設置されているかを確認する

3 サプリメントをめぐるトラブル

　国民生活センターによると、全国の消費者生活センターに寄せられる相談では、契約当事者が70歳以上の高齢者であるケースが増加傾向で、相談全体の約2割を占めるといいます。サプリメントをめぐるトラブルも多く、なかでも「送りつけ商法」が急増しているといいます。

　送りつけ商法とは、突然、「以前お申込みいただいた商品をお送りします」「試供品を送ります」などの電話があり、申し込んだり頼んだりした覚えのない商品が送りつけられ、代金を請求されるというものです。

特に高齢者では、業者から高圧的に支払いを迫られ、押し切られて購入する例も多いといわれます。また、あたかも病気が治るかのようなセールストークで、高額の商品を売りつけられる例もあります。

　こうしたトラブルに巻き込まれないためには、サプリメントに関する正しい知識を身につけ、自分自身の意思で必要性を判断し、購入を決定できることが重要です。

　判断力が不十分な高齢者の場合は、周囲の見守りが必要です。また、疑問を感じたときには、すぐに消費者生活センターや警察などに相談することが大切です。

確認問題

問題 **1**　サプリメントの法律上の位置づけに関する次の記述のうち、正しいものを１つ選びなさい。

① サプリメントは、医薬品として位置づけられる。
② サプリメントは、医薬部外品として位置づけられる。
③ サプリメントは、法律上にもカテゴリが存在する。
④ 特定保健用食品は、医薬品として位置づけられる。
⑤ サプリメントは、食品として位置づけられる。

解答欄　□

問題 **2**　栄養成分表示制度および栄養機能食品制度に関する次の記述のうち、正しいものを１つ選びなさい。

① 栄養成分表示では、含まれていることを強調したい栄養成分を選択して表示することが認められている。
② 栄養成分表示では、食物繊維については、含まれていることを強調して表示することが認められている。
③ 栄養成分表示では、その成分をまったく含んでいない場合のみ、「ゼロ」と表示することが認められている。
④ 栄養機能食品は、注意喚起表示をすることが推奨されている。
⑤ 栄養機能食品は、消費者庁が個別に審査を行うことで、表示が認められる。

解答欄　□

問題 3 特定保健用食品制度に関する次の記述のうち、正しいものを1つ選びなさい。

① 特定保健用食品であることについて、厚生労働省の許可を受ける。

② 特定保健用食品には、特別用途食品が含まれる。

③ 特定保健用食品のうち規格基準型は、基準を満たせば審査や許可を受けることなくマークを付すことができる。

④ 疾病リスク低減表示を認める関与成分は、その都度、個別に審査が行われる。

⑤ 条件付特定保健用食品は、限定的科学的根拠である旨の表示を条件に認められる。

解答欄 ▢

問題 4 規格基準型の特定保健用食品の規格基準に関する次の記述のうち、正しいものを1つ選びなさい。

① グアーガム分解物は、食物繊維として、「食後の血糖値が気になる方に適しています」という表示が認められている。

② 難消化性デキストリンは、食物繊維として、「おなかの調子を整えます」という表示が認められている。

③ フラクトオリゴ糖は、規格基準型の特定保健用食品のオリゴ糖の区分に含まれていない。

④ 食物繊維の区分では、「ビフィズス菌を増やして腸内の環境を良好に保つので、おなかの調子を整えます」という表示が認められている。

⑤ 規格基準型の特定保健用食品の規格基準には、摂取上の注意事項については表示が定められていない。

解答欄 ▢

問題 5 加工食品の表示に関する次の記述のうち、正しいものを1つ選びなさい。

① 消費期限は、開封前の期限であり、賞味期限は、開封後にも有効な期限である。

② 賞味期限は、過ぎたら食用しないほうがよい期限である。

③ 食品添加物は、原則、使用したすべての物質名を表示しなければならない。

④ 食品添加物には、指定添加物と天然香料の2種類がある。

⑤ 食品添加物には、調味料は含まれない。

解答欄 ☐

問題 6 アレルギー物質表示に関する次の記述のうち、正しいものを1つ選びなさい。

① えびは、アレルギー物質表示の特定原材料に指定されている。

② カシューナッツは、アレルギー物質表示の特定原材料に指定されている。

③ 特定原材料に準ずるものは、表示が義務づけられている。

④ 特定原材料の表示方法として、個別表示と一括表示を組み合わせて表示することが認められている。

⑤ 特定原材料の表示方法として、「入っているかもしれない」という可能性表示が認められている。

解答欄 ☐

問題7 「日本人の食事摂取基準」に設定されている耐容上限量に関する次の記述のうち、正しいものを1つ選びなさい。

① 水溶性ビタミンについては、耐容上限量が設定されているものはない。
② 十分な科学的根拠が得られない栄養素についても、耐容上限量が設定されている。
③ ビタミンEについては、耐容上限量が設定されていない。
④ 鉄については、耐容上限量が設定されている。
⑤ カルシウムは、通常の食品以外からの摂取について耐容上限量が設定されている。

解答欄 ☐

問題8 表示に関する次の記述のうち、正しいものを1つ選びなさい。

① 虚偽誇大広告や優良誤認表示の禁止は、医薬品、医療機器等の品質、有効性及び安全性の確保等に関する法律に定められている。
② 虚偽誇大広告や優良誤認表示の禁止は、特定の用語や文言等を使用することを一律に禁止するものである。
③ 明確に広告であると認識できる表示のほうが、明らかに広告であると認識できない表示よりも、商品選択に与える影響は大きいといえる。
④ JHFA認証制度は、業界の自主的な認証制度である。
⑤ GMP認証制度は、食品群に規格基準を設け、基準を通過したものを認証する制度である。

解答欄 ☐

SUPPLEMENT

第5章 確認問題の解答・解説

SUPPLEMENT

問題
1 **解答 ⑤**

① × 医薬品とは、人・動物の疾病の診断・治療・予防、あるいは、人・動物の身体の構造・機能に影響を及ぼすことが目的とされているものなどをいい、サプリメントは<u>含まれません</u>。

② × 医薬部外品とは、吐き気・不快感の解消、口臭・体臭の防止、あせも・ただれなどの防止、脱毛の防止、育毛・除毛などの目的のために使用され、人体に対する作用が緩和なものをいい、サプリメントは<u>含まれません</u>。

③ × サプリメントという法律上のカテゴリは、<u>存在しません</u>。

④ × 特定保健用食品は、<u>食品</u>として位置づけられます。

⑤ 〇 医薬部外品を含む医薬品以外は、食品であり、食品表示の制度上、特定保健用食品、栄養機能食品、一般食品と分類されます。

問題
2 **解答 ②**

① × 栄養成分表示では、熱量、たんぱく質、脂質、炭水化物、食塩相当量を、<u>選択して表示することはできず、この順番で記載すること</u>とされています。

② 〇 食物繊維については、基準値以上を満たせば、「高」「多」「豊富」や、「源」「供給」「含有」「入り」「使用」「添加」といった強調表示が認められています。

③ × 定められている<u>基準値より数値が小さければ</u>、「ゼロ」と表示することが認められています。

④ × 栄養機能食品では、注意喚起表示をすることが<u>義務づけられています</u>。

⑤ × 栄養機能食品は、消費者庁の個別審査を<u>受ける必要はありません</u>。

解答 ⑤

① × 特定保健用食品であることについて、<u>消費者庁</u>の許可を受けます。

② × 特別用途食品に、<u>特定保健用食品</u>が含まれます。

③ × 基準を満たすだけでなく、事務局の審査と許可を受ける<u>必要があります</u>。

④ × 関与成分について個別に審査されるのではなく、<u>疾病リスク低減効果が医学的・栄養学的に確立されている場合</u>に表示が認められます。なお、カルシウムと葉酸について、疾病リスク低減表示が認められています。

⑤ ○ 限定的科学的根拠である旨、「○○を含んでおり、根拠は必ずしも確立されていませんが、△△に適している可能性がある食品です」という表示を行います。

解答 ②

① × 食物繊維として、「食後の血糖値が気になる方に適しています」という表示が認められているのは、<u>難消化性デキストリン</u>です。

② ○ 食物繊維として、「おなかの調子を整えます」という表示は、難消化性デキストリンのほか、ポリデキストロース、グアーガム分解物に認められています。

③ × フラクトオリゴ糖は、規格基準型の特定保健用食品のオリゴ糖の区分に<u>含まれています</u>。

④ × 「ビフィズス菌を増やして腸内の環境を良好に保つので、おなかの調子を整えます」という表示が認められているのは、<u>オリゴ糖</u>の区分です。

⑤ × 規格基準型の特定保健用食品の規格基準には、摂取上の注意事項について<u>表示が定められています</u>。

解答 ③

① × 消費期限だけでなく、<u>賞味期限も開封前の期限</u>です。

② × 過ぎたら食用しないほうがよい期限は、<u>消費期限</u>です。

③ ○ 食品添加物は、原則、使用したすべての物質名を表示しなければなりません。ただし、最終的に食品に残っていない食品添加物や、残っていても量が少ないために効果が発揮されない食品添加物については、表示しなくてもよいとされています。

④ × 食品添加物には、指定添加物、天然香料のほか<u>既存添加物、一般飲食物添加物</u>があります。

⑤ × 調味料は、食品添加物に<u>含まれます</u>。

<hr>

問題
6 **解答 ①**

① ○ えび、かに、小麦、そば、卵、乳、落花生の7品目が、アレルギー物質表示の特定原材料に指定されています。

② × カシューナッツは、アレルギー物質表示の<u>特定原材料に準ずるもの</u>に指定されています。

③ × 特定原材料に準ずるものは、可能な限り表示するよう<u>努めること</u>とされています。

④ × 特定原材料の表示方法として、個別表示と一括表示を組み合わせて表示することは、<u>原則、認められていません</u>。

⑤ × 特定原材料の表示方法として、「入っているかもしれない」という可能性表示は、<u>認められていません</u>。

<hr>

問題
7 **解答 ④**

① × 水溶性ビタミンは、ナイアシン、ビタミンB6、葉酸について耐容上限量が<u>設定されています</u>。

② × 十分な科学的根拠が得られない栄養素については、耐容上限量は<u>設定されていません</u>。

③ × 脂溶性ビタミンは、ビタミンEのほか、ビタミンA、ビタミンDについて耐容上限量が<u>設定されています</u>。

④ ○ 微量ミネラルは、鉄のほか、亜鉛、銅、マンガン、ヨウ素、セレン、モリブデンについて耐容上限量が設定されています。

⑤× 通常の食品以外からの摂取について耐容上限量が設定されているのは、マグネシウムと葉酸です。

••

問題 8 解答 ④

①× 虚偽誇大広告や優良誤認表示の禁止は、健康増進法に定められています。

②× 虚偽誇大広告や優良誤認表示の禁止は、表示全体で判断されるものであり、特定の用語や文言等を使用することを一律に禁止するものではありません。

③× 明確に広告であると認識できる表示よりも、明らかに広告であると認識できない表示のほうが、商品選択に与える影響は大きいといえます。

④○ JHFA 認証制度は、公益財団法人日本健康・栄養食品協会が実施している業界の自主的な認証制度です。

⑤× GMP は、適正製造規範をいい、一定の基準を通過した工場に認証マークを付与する制度です。

SUPPLEMENT

第6章

機能性表示食品
について

　機能性表示食品制度はサプリメント業界に大きな影響をもたらしました。特定保健用食品と比較し、コストや時間の面で中小企業にも参入しやすいため、その市場は急成長し、今後サプリメントの中心的存在となっていくと展望されています。

　本章では、機能性表示食品制度を販売していくにあたって知っておきたい法制度ならびに市場環境などの基礎知識を学びましょう。

機能性表示食品が
制度化の背景と経過

1 危ぶまれる皆保険制度の存続

2015年4月に新たな保健機能食品である「機能性表示食品」が登場しました。制度についての詳細は、次項に記しました。本項では、機能性表示食品が誕生した背景と制度スタートまでの経過について触れていきます。

2019年度の医療費に目を向けると、43兆6,000億円にも上っており過去最高を示しました。今後、団塊世代の高齢化によって今以上に医療費は膨張していき、経済財政諮問会議では「2040年度には66兆7,000億円となる」との予測も出されています。これは「皆保険制度の存続が危ぶまれている」ということを意味しています。

それ以前からも医療費の抑制は長らく社会的課題の1つとなっており、規制改革を総合的に調査審議する内閣総理大臣の諮問機関・規制改革会議で「付加価値の高い農産物・加工品の開発を促進する観点から、ヒトによる治験を経て、健康増進に対するエビデンスが認められた素材を含有する健康食品について、その効能・効果に関する表示を認めるべきではないか（一般健康食品の機能性表示の容認）」という課題が挙がり、制度化する動きが起こりました。これが機能性表示食品の制度化に向けた第一歩となります。

その後、規制改革会議の下部組織として設置された「健康・医療ワーキンググループ」では、業界団体へのヒアリングが実施され、そこでは「特定保健用食品は開発コスト

が膨大かつ認可を得るまで長い時間を要する」「栄養機能食品は規格基準に定められた栄養成分の機能性表示に限定されている」「エンドユーザーが商品の機能の情報を求めている」などの指摘があり、新たな食品表示制度が求められました。

2 米国・ダイエタリーサプリメント健康教育法を参考に

こうした流れから、2013年6月に閣議決定された規制改革実施計画では、「特定保健用食品と栄養機能食品以外の保健機能を有する成分を含む加工食品及び農林水産物について、機能性の表示を容認する新たな方策をそれぞれ検討する」とされました。その方法として「食品の機能性について、国ではなく企業等が科学的根拠を評価した上で機能を表示できる米国のダイエタリーサプリメント健康教育法を参考に、企業等の責任において科学的根拠のもとに機能性を表示できるもの」とされました。

ダイエタリーサプリメント健康教育法とは、ユーザーの健康上のメリットと国家の医療費抑制を両立するために1994年に米国で制定された制度で、ビタミンやミネラル、アミノ酸など身体の構造と機能に影響を及ぼす表示を可能とするものです。メーカーなどの事業者がFDA（アメリカ食品医薬品局）へ届け出るだけで、表示の科学的根拠が審査されることなく事業者の責任で実証された効果を表示できる制度です。前述の通り、日本の機能性表示食品制度は、これを基に制定されました。

さらに「一定のルールの下で加工食品及び農林水産物それぞれについて、安全性の確保(生産、製造及び品質の管理、健康被害情報の収集)も含めた運用が可能な仕組みとすることを念頭に検討を行う」とされ、その検討の実施時

期については2013年度中に検討を開始し、2014年度中に結論を出すことを掲げました。

③ 食品の新たな機能性表示に関する検討会の動き

2013年12月、消費者庁長官の下に「食品の新たな機能性表示に関する検討会」が設置され、「新制度に係る安全性確保の在り方」「食品の機能性表示を行うに当たって必要な科学的根拠の考え方」「消費者にとって誤認のない食品の機能性表示の在り方」「国の関与の在り方」などの検討がスタートしました。

「必要な科学的根拠」として、特定保健用食品の申請で必要な「最終製品を用いた臨床試験」だけではなく、「最終製品又は機能性関与成分に関する研究レビュー」でも、機能性表示を認める方向で検討され、査読付きの学術論文などシステマティックレビュー（SR）※を行うことが可能となりました。

④ システマティックレビューにより中小企業にも取り組みやすい制度に

SRとは、一定の基準を満たした質の高い臨床研究を集め、そのデータを統合して総合評価の結果をまとめる手法で、事業者は自己責任でSRの結果を機能性の科学的根拠とすることができるものです。外部委託や原料メーカーが実施したものを利用でき、さらに機能性表示食品の申請に当たってはそのSRの結果データが公表されるため、先行して実施されているSRを活用することも可能となりました。

最終製品における臨床試験は、数千万円規模の莫大な費用が発生してしまうため、中小企業にはハードルが高く、

※システマティックレビュー（SR）
文献をくまなく調査し、ランダム化比較試験（RCT）のような質の高い研究のデータを、出版バイアスのようなデータの偏りを限りなく除き、分析を行うこと

特定保健用食品がなかなか拡大しなかったのも、これが1つの要因に挙げられています。それがSRで済んでしまうことは、中小企業が機能性表示食品の開発に取り組みやすくなることに繋がっており、制度スタートから5年後には消費者庁への届出が3,000件を超えています。

　その後、消費者庁は検討会報告書を踏まえて「食品の新たな機能性表示制度に係る食品基準案」を公表し、パブリックコメントを実施。関係各省との協議を踏まえ、2015年3月、「食品表示基準」が公布、「機能性表示食品の届出等に関するガイドライン」が公表されました。ガイドラインは、機能性表示食品の対象となる食品、安全性確保の在り方、機能性の根拠、表示の内容等について具体的に規定しており、消費者庁の解釈を示すものとされています。そして4月1日、食品表示法と併せて食品表示基準が施行されました。

2 機能性表示食品の特徴

1 3つ目の保健機能食品

　2015年4月からスタートした「機能性表示食品制度」です。機能性表示食品制度の届出が受理された食品が「機能性表示食品」とされ、大きな分類としては特定保健用食品および栄養機能食品と同じ「保健機能食品」に属されます（図1）。特定保健用食品と栄養機能食品については5章2項（240ページ）に詳細が記してありますので、そちらをご覧になってください。

図表 **6-1 食品と医薬品の区分**

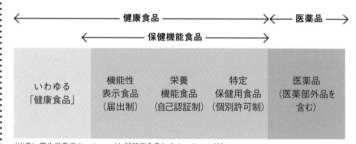

（出典）厚生労働省ホームページ「「健康食品」のホームページ」
（https://www.mhlw.go.jp/stf/seisakunitsuite/bunya/kenkou_iryou/shokuhin/hokenkinou/index.html）

　機能性表示食品の届出が受理されると、商品のパッケージや資料に機能性を表記することが可能になります。例えば、多くの機能性表示食品に使われている「難消化性デキストリン」の場合は「食事の糖分や脂肪の吸収を抑える」、GABAの場合は「睡眠の質を高める」などとなります。これによってユーザーは自分のニーズに合致した商品を選び

やすくなり、また、販売者も機能性を売り場やECサイトに掲示することで販売促進にも活用することができます。

　また、機能性表示食品制度は消費者庁が管轄する表示制度です。同庁は「国の定めるルールに基づき、事業者が食品の安全性と機能性に関する科学的根拠などの必要な事項を、販売前に消費者庁長官に届け出れば、機能性を表示することができる制度」としています。

　特定保健用食品と似ているように感じますが、特定保健用食品は個別許可制であり、安全性・有効性を消費者庁が個別に審査する一方、機能性表示食品はあくまでも届出制であり個別の審査は実施されません。申請書の不備などで差し戻されることはありますが、届出が受理されたら機能性表示食品として発売できますので、特定保健用食品よりもスピーディーに商品を上市できるという特徴を持っています。

2 表示内容は事業者の責任

　機能性表示食品は、特定保健用食品とは違って国が審査を行わないため、事業者は自らの責任で科学的根拠を基に適正な表示をしていく必要があります。ここでいう「科学的根拠」というのは、最終製品を用いた臨床試験、または機能性関与成分に関する研究レビューでも機能性表示が認められますが、後者の際は、査読付き学術論文などのシステマティックレビューが必須とされています。

　特定保健用食品を認定されるには、最終製品によるヒトでの試験を実施し、科学的に根拠を示す必要があり、このコストが数千万円規模にもおよぶケースも見受けられます。機能性表示食品はSRで済ませられ、しかも外部委託も可能なことから、開発コストやマンパワーを抑えたい中小企業にも取り組みやすいのが機能性表示食品といえます。

3 機能性表示食品の義務表示

　機能性表示食品の義務表示項目は食品表示基準で定められており、加工食品については第3条第2項、生鮮食品については第18条第2項に規定されています。

図表 6-2 機能性表示食品の義務表示項目とパッケージ表示例

義務表示項目	パッケージ表示例
①機能性表示食品である旨	①機能性表示食品 ⑥届出番号：△△ 商品名 ●●●
②科学的根拠を有する機能性関与成分及び当該成分又は当該成分を含有する食品が有する機能性	②届出表示：本品には◇◇が含まれるので、□□の機能があります。 名称：○○　原材料名：…、…　賞味期限：○○/△△/××　内容量：90ｇ（1粒500mg×180）
③栄養成分の量及び熱量	製造者：○○○○
④1日当たりの摂取目安量当たりの機能性関与成分の含有量	③栄養成分表示：1日当たりの摂取目安量（2粒）当たり エネルギー○kcal、たんぱく質○g、脂質○g、炭水化物○g、食塩相当量○g、④機能性関与成分◇◇○mg
⑤1日当たりの摂取目安量	⑤1日当たりの摂取目安量：2粒
⑥届出番号	⑦お問合せ先：××株式会社
⑦事業者の連絡先	〒100-×××× 東京都○○区△△町××× 電話番号：0120-×××-×××
⑧機能性及び安全性について国による評価を受けたものではない旨	⑧本品は、事業者の責任において特定の保健の目的が期待できる旨を表示するものとして、消費者庁長官に届出されたものです。ただし、特定保健用食品と異なり、消費者庁長官による個別審査を受けたものではありません。
⑨摂取の方法	⑨摂取の方法：水またはぬるま湯と一緒にお召し上がりください。
⑩摂取をする上での注意事項	⑩摂取上の注意：本品は多量摂取により疾病が治癒したり、より健康が増進するものではありません。
⑪バランスのとれた食生活の普及啓発を図る文言	⑪「食生活は、主食、主菜、副菜を基本に、食事のバランスを。」
⑫調理又は保存の方法に関し特に注意を必要とするものにあっては当該注意事項	⑫調理又は保存の方法：直射日光、高温・多湿の場所を避けて保存してください。
⑬疾病の診断、治療、予防を目的としたものではない旨	⑬本品は疾病の診断、治療、予防を目的としたものではありません。
⑭疾病に罹患している者、未成年者、妊産婦（妊娠を計画している者を含む。）及び授乳婦に対し訴求したものではない旨	⑭本品は疾病に罹患している者、未成年者、妊産婦（妊娠を計画している者を含む。）及び授乳婦を対象に開発された食品ではありません。
⑮疾病に罹患している者は医師、医薬品を服用している者は医師、薬剤師に相談した上で摂取すべき旨	⑮疾病に罹患している場合は医師に、医薬品を服用している場合は医師、薬剤師に相談してください。
⑯体調に異変を感じた際は速やかに摂取を中止し医師に相談すべき旨	⑯体調に異変を感じた際は、速やかに摂取を中止し、医師に相談してください。

（出典）内閣委員会調査室資料「第3の制度「機能性表示食品」の概要と課題」

また、「機能性表示食品の届出等に関するガイドライン」に、「機能性関与成分に基づく科学的根拠なのか、当該成分を含有する食品（最終製品）に基づく科学的根拠なのか、その科学的根拠が最終製品を用いた臨床試験（ヒト試験）に基づくものなのか、研究レビューによるものなのかが分かる表現にする」と記されています。これを知ることで、その機能性表示食品が何を根拠に機能性表示食品の届出が受理されたのか判別できますので、知っておくべきでしょう。以下は同ガイドラインからの抜粋です。

①最終製品を用いた臨床試験（ヒト試験）で科学的根拠を説明した場合

　（例）「本品にはA（機能性関与成分）が含まれるので、Bの機能があります（機能性）。」

　複数の機能性関与成分を含み、表現が複雑になる場合は、「本品にはBの機能があります。」と表示し、機能性関与成分名をそのすぐ近くに表示してもよい。その場合は、他の成分と混同しないような表示とする。

②最終製品に関する研究レビューで科学的根拠を説明した場合

　（例）「本品にはA（機能性関与成分）が含まれ、Bの機能がある（機能性）ことが報告されています。」

　複数の機能性関与成分を含み、表現が複雑になる場合は、「本品にはBの機能があることが報告されています。」と表示し、機能性関与成分名をそのすぐ近くに表示してもよい。その場合は、他の成分と混同しないような表示とする。

③機能性関与成分に関する研究レビューで科学的根拠を説明した場合

（例）「本品にはA（機能性関与成分）が含まれ、Bの機能がある（機能性）ことが報告されています。」

機能性表示食品の市場性と期待

 みるみる市場が拡大する機能性表示食品

　2015年4月からスタートした機能性表示食品ですが、開始5年間で届出が受理された商品は3,000品目以上（2020年12月現在）にもなり、販売中の商品が1,600品目以上となっています。1991年に開始された特定保健用食品は開始5年間で78品目だったことを考えると、機能性表示食品の品目数の広がりは非常に顕著であるといえます。

　これは、機能性表示食品が多くの事業者が参画しやすい環境にあったことを意味します。

　それに伴って、機能性表示食品の市場規模も拡大しています。マーケット調査企業の富士経済のデータによると、機能性表示食品の市場は2020年に3,000億円を突破し、3,400億円の市場規模である特定保健用食品に迫りつつあることが見て取れます。

　近年は、超高齢社会突入におけるフレイル対策の普及や、新型ウイルスの流行・予防などから、消費者の健康意識が高まっており、長期にわたって機能性表示食品の市場は拡大していくと考えられています。

図表 6-3 機能性表示食品と特定保健用食品の国内市場

■機能性表示食品の国内市場

	2019年見込	2018年比	2020年予測	2018年比
明らか食品	288億円	77.4%	266億円	71.5%
ドリンク類	1,047億円	134.9%	1,309億円	168.7%
サプリメント	1,211億円	118.7%	1,432億円	140.4%
合 計	2,547億円	117.4%	3,007億円	138.6%

※市場データは四捨五入している

■特定保健用食品の国内市場

	2019年見込	2018年比	2020年予測	2018年比
明らか食品	1,113億円	99.2%	1,109億円	98.8%
ドリンク類	2,233億円	94.6%	2,156億円	91.4%
サプリメント	134億円	115.5%	135億円	116.4%
合 計	3,479億円	96.7%	3,400億円	94.5%

※市場データは四捨五入している
（出典）富士経済プレスリリース「機能性表示食品、特定保健用食品などの国内市場を調査」より

　特定保健用食品と比べて中小企業にも取り組みやすいということに加え、機能性表示食品制度スタート以降は、大手企業が既存商品を機能性表示食品に切り替えたり、著名ブランドの派生商品や新規ブランド商品などに機能性表示食品を導入するなどマーケティングに積極的に取り組んだ結果、市場の拡大が続いている様相です。

 2 **機能性関与成分が偏る機能性表示食品**

　消費者庁ホームページの「機能性表示食品の届出情報検索」を見ると、現在どれほどの機能性表示食品が届出受理されているのかリアルタイムで知ることができますが、機能性関与成分についても検索が可能となっています。その一覧を見ていると、機能性関与成分に偏りがあることがわかります。

　具体的には、脂肪の吸収を抑制などが訴求点の「難消化

性デキストリン」が350件以上、血圧を下げたり、精神的ストレスの緩和などが訴求点の「GABA」が350件以上、中性脂肪を減らすなどが訴求点の「DHA」が200件以上、目の見る力をサポートなどが訴求点の「ルテイン」が50件以上などの届出が受理されています。

　消費者視点からすると「商品の選択肢が多い」というメリットにもなっている一方、市場という切り口から見ると「ユーザーの奪い合い」につながる懸念があります。その先には必ず「価格競争」があり、商品力ではなく価格で勝負しなければならないという状況に陥ってしまいかねません。

　機能性表示食品制度を健全に成長させていくという観点から、新たな成分の機能性表示食品を開発し、市場を開拓していく考え方が事業者にとって必要不可欠となります。

SUPPLEMENT

4 機能性表示食品の メリットとデメリット

1 売り手も買い手も分かりやすい

　機能性表示食品の最大のメリットに「売り手も買い手も分かりやすい」ということが挙げられます。機能性表示食品制度がスタートする以前は、開発コストが莫大な特定保健用食品と一部の成分に限られた自己認証制の栄養機能食品以外には、機能性の表示が認められておらず、その他サプリメントなどは"いわゆる健康食品"とされ、具体的な訴求をしてしまうと景品表示法や薬機法などに抵触し、罰されていました。

　製造者も販売者も「なんとなく健康に良いとされる」というイメージや、ユーザーが持っている知識に頼りながら商品を展開していました。特にリアルとECを含めた小売企業には、食品表示に関する認識不足やコンプライアンス意識が低い関係者も多く、知らず知らずに景品表示法に違反した売り場・サイトを形成し、それが明るみとなり、課徴金を徴収され、謝罪広告を出したというケースが多々発生していました。

　こうした意味合いでも、低コストかつ短期間で届出が受理される「機能性表示食品」の登場は、製造者および販売者に歓迎されました。必要な情報を法に抵触せずともユーザーに伝えられることは、事業者だけではなく「こうしたニーズに対応する商品が欲しい」というピンポイントの悩みを持っているユーザーにとっても、機能性という情報のおかげで商品と自身を結びつけられるため大きなメリットとなっています。

2 多機能な商品には向かない機能性表示食品

　機能性表示食品はメリットばかりではありません。機能性表示食品は単体訴求の商品の場合は、その商品のヘルスクレーム（有効性、機能性に関わる表示）を打ち出すことで、特徴が明確となりますが、多機能な成分を使ったサプリメントなどは、機能性表示食品を取得しても訴求がピンポイントになるが故に、ユーザーの裾野を狭めてしまうデメリットが懸念されます。

　ですので、事業者は多機能なサプリメントなどの既存商品を機能性表示食品にリニューアルする際には、「訴求点を狭めることで顧客が離れていかないか」「そもそも機能性表示食品として相応しい商品か」ということを検討し、メリットとデメリットを精査していく必要があります。

　また、数年ごとの頻繁なリニューアルが予測される商品を機能性表示食品にする際も慎重に考える必要があります。

　大手食品メーカーが既存品のヨーグルトを機能性表示食品に届出し、受理され「お通じの改善に役立つ」として販売を開始しました。デイリーユースの明らか食品ですので、機能性表示食品の中では売れ行きが好調でしたが、次回のリニューアルの際に機能性表示食品をやめたということがありました。

　さまざまな要因が考えられますが、流行やニーズに合わせた味や食感などを重要視し、その都度改良しなければならない商品の開発ペースと機能性表示食品の届出が受理されるまでのペースが合致しない商品は適さないといえるでしょう。特にデイリーユースの明らか食品は、消費者心理の変化にいち早く対応する必要がありますので、商品リニューアルのスケジュールが制度に縛られてしまえば、商品自体の売れ方に大きな影響をもたらします。

機能性表示食品の
おもな成分

　機能性表示食品には多数の機能性関与成分があります
が、おもな成分になると以下の表になります。特に、
GABAと難消化性デキストリンは、届出が受理された商品
数が群を抜いており、最も世の中に流通している機能性関
与成分だといえます。

　以下の表以外にも注目したいのが「乳酸菌」です。菌株
によってヘルスクレームは違いますが、「乳酸菌」と一括り
にするとかなり膨大な数の製品の届出が受理されています。

　機能性表示食品の課題として、「関与成分に偏りがある」
ということが挙げられますが、制度がスタートしてから5年
間は、これらの機能性関与成分が機能性表示食品制度を支
えてきたといえます。今後、より多くの機能性関与成分の届
出が受理され、多角的な商品が世の中に流通することが機
能性表示食品制度の健全な成長につながるとされています。

図表 6-4 届出が受理されているおもな機能性関与成分とその表示例

届出が受理されている おもな機能性関与成分	表示されている機能性の一例
GABA（γ-アミノ酪酸）	本品にはGABAが含まれています。GABAには事務的作業に伴う一時的な精神的ストレスを緩和する機能があることが報告されています。
難消化性デキストリン	本品には難消化性デキストリン（食物繊維）が含まれます。難消化性デキストリンは、食事から摂取した脂肪の吸収を抑えて排出を増加させるとともに、糖の吸収をおだやかにするため、食後の血中中性脂肪や血糖値の上昇をおだやかにすることが報告されています。
ビフィズス菌	本品には生きたビフィズス菌（菌株名が入る）が含まれます。ビフィズス菌（菌株名が入る）には腸内フローラを良好にし、便通を改善する機能があることが報告されています。
DHA（・EPA）	本品にはEPA・DHAが含まれます。EPA・DHAは、血中中性脂肪の上昇を抑えることが報告されています。
ルテイン（・ゼアキサンチン）	本品にはルテイン・ゼアキサンチンが含まれます。ルテイン・ゼアキサンチンには見る力の維持をサポートすることが報告されています。
イチョウ葉由来	本品にはイチョウ葉フラボノイド配糖体、イチョウ葉テルペンラクトンが含まれます。イチョウ葉フラボノイド配糖体、イチョウ葉テルペンラクトンは、認知機能の一部である記憶（知覚・認識した物事の想起）の精度を高めることが報告されています。
葛の花由来イソフラボン	本品には、葛の花由来イソフラボン（テクトリゲニン類として）が含まれます。葛の花由来イソフラボン（テクトリゲニン類として）には、肥満気味な方の、体重やお腹の脂肪（内臓脂肪と皮下脂肪）やウエスト周囲径を減らすのを助ける機能があることが報告されています。
L-テアニン	本品にはL－テアニンが含まれています。L－テアニンには夜間の健やかな眠りをサポートすることが報告されています。
グルコシルセラミド	本品には、○○由来グルコシルセラミドが含まれます。○○由来グルコシルセラミドには、肌の保湿力（バリア機能）を高める機能があるため、肌の調子を整える機能があることが報告されています。
ヒアルロン酸ナトリウム	本品にはヒアルロン酸ナトリウム（ヒアルロン酸Na）が含まれます。ヒアルロン酸ナトリウムには皮膚の水分量を高める機能があることが報告されています。

機能性表示食品を
取り巻く小売業の動き

1 機能性表示食品の拡販に積極的な ドラッグストア業界

　機能性表示食品のメインチャネルとなっているのがド ラッグストアです。機能性表示食品制度がスタートしたば かりのころは、商品数が非常に少なかったため、「未知数 の機能性表示食品に貴重な売り場を割いていいのか?」 と、多くの店頭では機能性表示食品に難色を示しました。 保健機能食品に今まで存在しなかった制度が追加されたの ですから、店頭が混乱するのは当然のことといえます。

　また、かつてのサプリメント売り場は「ダイエット関連 商品」「青汁関連商品」「健康茶関連商品」「栄養機能食品 関連商品」「特定保健用食品関連商品」などの分類はあり ましたが、基本的には「大手メーカーによるシリーズサプ リと、その他」というように、サプリメント売り場は非常 に大雑把でしたので、この売り場を見直すきっかけとして 機能性表示食品は大きな役割があったといえます。

　ドラッグストア業界の業界団体である日本チェーンド ラッグストア協会は、「食と健康」というキーワードを掲 げ、機能性表示食品の推進に注力。一部の店舗で、サプリ メントから缶詰などの明らか食品までの機能性表示食品を 一堂に会した売り場を展開する実証実験を実施し、販売モ デルを打ち立てるために取り組んできました。

　業界団体からの情報発信が増える中、機能性表示食品の 品目数も増加し、大手メーカーによるテレビCMが積極的 になされるようになると、あまり積極的ではなかったド

ラッグストア企業も、徐々に機能性表示食品の販売に本腰を入れるようになりました。機能性表示食品の売り場定着には、もちろん業界団体による情報発信やドラッグストア企業の販売促進による効果もありましたが、それをマスマーケティングや販促ツールを積極的に活用することで後押ししたメーカーの努力が大きく寄与しました。

　また、一部の店頭では、機能性表示食品において「睡眠」「お腹」「目」「認知」「血糖・血圧」など機能性表示ごとの売り場が形成されており、「なんとなく」だった売り場作りから脱却を図ろうと、OTC医薬品の効能効果ごとの展開のような陳列がなされています。

　このようにメーカーの積極的な機能性表示食品の上市と、ドラッグストア業界による現場での取り組みが奏功し、機能性表示食品市場は3,000億円と急成長しています。

 ## 2　生鮮食品の主戦場、スーパーマーケット

　機能性表示食品はサプリメントや加工食品の品目数が多いため、こちらに目が行きがちですが、生鮮食品においても約100品目が機能性表示食品の届出が受理されています。

　これまでスーパーマーケットは「トマトが体に良い」とマスメディアに取り上げられると、翌日には品切れになるほど売れ、逆に何もなければ例年通りの売れ方をします。生鮮食品にも機能性を持つものもありますが、これを「○○に良い」として販促をしてしまうと景品表示法に抵触し、罰されてしまいます。

　スーパーマーケット業界は「健康に良い生鮮食品があるのだが、これを訴求することができない」というジレンマを持っていました。そこに機能性表示食品の生鮮食品が登場したので、機能性表示食品制度はスーパーマーケット業

界からも歓迎されました。

DHA・EPAが機能性関与成分のブリやカンパチ、イワシ、卵（中性脂肪を落とす）、大豆イソフラボンが機能性関与成分のモヤシ、メロン、ブドウ、トマト、バナナ（血圧を下げる）、β-クリプトキサンチンが機能性関与成分のミカン（骨の健康維持）などがあり、多くのスーパーマーケットの売り場に取り入れられています。

 ## 3 コンビニエンスストアにおける機能性表示食品

大手コンビニエンスストアは機能性表示食品の飲料に積極的です。もちろん大手メーカー飲料のナショナルブランドによる機能性表示食品の健康茶や炭酸飲料が多く陳列されていますが、大手飲料メーカーとコラボレーションしたプライベートブランドの機能性表示食品の炭酸飲料などの販売が目立っています。また、大手サプリメントメーカーによる機能性表示食品のサプリメントも少量ながら販売されており、定価販売ながらも24時間365日という利便性を武器に継続して販売されています。

7 機能性表示食品の課題

 機能性表示食品、崩壊性に課題あり

　日本薬剤師会が発行する会報で「錠剤・カプセル状の形状を有する食品の崩壊試験～機能性表示食品を対象として～」（第2報）という論文が発表されました。この論文には、機能性表示食品がきちんと崩壊するのかを調査した試験の結果が書かれています。

　要約すると「平成28年度に市販されていた機能性表示食品21製品の崩壊試験を実施した結果5製品が規定時間内に崩壊せず不適合であった」、「平成29、30年度で32製品を試験した結果、合計9製品が規定時間に崩壊せず不適合と判定」。

　さらに「剤形形状が試験前後でまったく変化せず、服用しても崩壊しないと予想される製品が4製品存在したことは、機能性表示食品の品質に問題があるといえる」とまで書かれており、論文内で機能性表示食品に対する不信感が訴えられています。

　平成29、30年の試験で不適合となった製品の剤形をみると、素錠が10製品中4製品（40%）、カプセル剤が15製品中2製品（13%）、コーティング錠が7製品中3製品（42.8%）という結果が出ており、特にカプセル剤の不適合率が低い一方で、錠剤の不適合率が高い傾向にあることがうかがえました。

　また、令和元年には国民生活センターが機能性表示食品11商品を含む健康食品100商品の崩壊試験を含む品質調査

に関する報告書を公表し、このうちの42商品が「医薬品に定められた規定時間内に崩壊しなかった」と指摘しています。

「崩壊しない」つまり機能性表示食品として届出が受理されているにもかかわらず、それを摂取しても機能性関与成分が体内で吸収されているとは限らないという問題ですので、消費者視点では大きな問題といえ、機能性表示食品の事業者において品質で信頼を得ていくことは、非常に重要な課題となっています。

2 正しく理解している消費者が少ない機能性表示食品

令和元年に消費者庁が、消費者の食品表示制度に対する理解度等を調査する目的の「平成30年度食品表示に関する消費者意向調査報告書の概要」を発表しました。

この中で機能性表示食品の説明について４択で正しい説明を選択する項目があるのですが、正しい選択肢を選んだ者の割合はわずか16.9%で、平成29年度の15.3%よりは高まりましたが、まだまだ知られていないという現状があります。

制度に対する理解度は制度の活用に比例することから、業界関係者だけではなく、エンドユーザーに向けての啓発や情報発信を強化していくことが事業者の大きな課題といえます。

確認問題

第 6 章

問題 1 機能性表示食品の位置づけに関する次の記述のうち、正しいものを1つ選びなさい。

① 機能性表示食品は、医薬品として位置づけられる。
② 機能性表示食品は、医薬部外品として位置づけられる。
③ 機能性表示食品は、保健機能食品に位置づけられる。
④ 機能性表示食品は、栄養機能食品に位置づけられる。
⑤ 機能性表示食品は、特定保健用食品に位置づけられる。

解答欄 ☐

問題 2 機能性表示食品制度に関する次の記述のうち、正しいものを1つ選びなさい。

① 機能性表示食品制度は、一度申請書を届出すると、差し戻されることはない。
② 機能性表示食品制度は、「最終製品を用いた臨床試験」届出が受理された場合「○○の機能があると報告されています」と表示できる。
③ 機能性表示食品制度は、国の責任で科学的根拠を基に適正な表示をしていく必要がある。
④ 機能性表示食品制度は、最終製品を用いた臨床試験、または機能性関与成分に関する研究レビューでも機能性表示が認められる。
⑤ 機能性表示食品制度は、「最終製品又は機能性関与成分に関する文献調査」で届出が受理された場合「○○の機能があります」と表示できる。

解答欄 ☐

第 6 章　機能性表示食品について　　295

機能性表示食品制度に関する記述のうち、正しいものを１つ選びなさい。

① 機能性表示食品は、有効性・安全性を消費者庁が個別に審査し、有効性の証明として、査読付きの研究雑誌に掲載されることが条件となっている。
② 機能性表示食品は、消費者庁長官の個別の許可を受けたものではなく、個別の審査も行われない。
③ 機能性表示食品は、多量摂取によって疾病の治癒を目的としたもので、より多く摂取することが推奨されている。
④ 機能性表示食品は、届出が受理されると「消費者庁許可」と記されたマークをパッケージに印刷することができる。
⑤ 機能性表示食品は、国が決めた基準に沿っていれば、許可や届け等なくして、食品に含まれている栄養成分の栄養機能を表示することができる。

解答欄 □

機能性表示食品について、機能性関与成分の届出表示で正しいものを１つ選びなさい。

① 機能性関与成分・DHA は「血中の中性脂肪を低下させる機能があることが報告されています」
② 機能性関与成分・難消化性デキストリンは「認知機能の一部である記憶力（日常生活で見聞きした情報を覚え、思い出す力）を維持する機能があることが報告されています」
③ 機能性関与成分・ヒアルロン酸 Na は「食事から摂取した脂肪の吸収を抑えて排出を増加させるとともに、糖の吸収をおだやかにするため、食後の血中中性脂肪や血糖値の上昇をおだやかにすることが報告されています」
④ 機能性関与成分・ルテインは「夜間の良質な睡眠（起床時の疲労感や眠気を軽減）をサポートすることが報告されています」
⑤ 機能性表示成分・GABA は「肌の水分保持に役立ち、乾燥を緩和する機能があることが報告されています」

解答欄 □

確認問題の解答・解説

問題
1 **解答 ③**

① ✕ 医薬品とは、人・動物の疾病の診断・治療・予防、或いは、人・動物の身体の構造・機能に影響を及ぼすことが目的とされているものなどをいい、機能性表示食品は含まれません。

② ✕ 医薬部外品とは、吐き気・不快感の解消、口臭・体臭の防止、汗も・ただれなどの防止、脱毛の防止、育毛・脱毛などの目的のために使用され、人体に対する作用が緩和なものをいい、機能性表示食品は含まれません。

③ ○ 機能性表示食品は、保健機能食品の1つに分類されます。

④ ✕ 機能性表示食品は、栄養機能食品と同じ保健機能食品に含まれますが、栄養機能食品とは分類が異なります。

⑤ ✕ 機能性表示食品は、特定保健用食品と同じ保健機能食品に含まれますが、特定保健用食品とは分類が異なります。

問題
2 **解答 ④**

① ✕ 機能性表示食品制度は、特定保健用食品のように個別の審査はありませんが、届出する際、申請書の不備などがあった場合は差し戻されることがあるため、入念にチェックすることが不可欠です。

② ✕ 正しくは、「最終製品を用いた臨床試験」で届出が受理された場合、「○○の機能があります」と表示します。

③ ✕ 機能性表示食品制度は、国ではなく事業者の責任で科学的根拠を基に適正な表示をしていく必要があります。

④ ○ 機能性表示食品の届出が受理されるには、最終製品による臨床試験だけではなく、機能性関与成分に関する研究レビューでも機能性表示が認められますが、査読付き学術論文などのシステマティックレビューが必須とされています。

⑤✕　正しくは「最終製品又は機能性関与成分に関する文献調査」で届出が受理された場合「○○の機能があると報告されています」と表示できます。

....

問題 **3**　**解答 ②**

①✕　機能性表示食品は届出制であるため、消費者庁長官が個別に審査したものではありません。

②○　機能性表示食品は、消費者庁長官が個別に審査はしませんが、保健機能の科学的根拠や安全性などの情報を事業者の責任で消費者庁へ届出を行う必要があります。

③✕　機能性表示食品は、多量摂取は推奨されておらず、パッケージには一日摂取目安量が記載されています。

④✕　特定保健用食品には認証マークが存在しますが、機能性表示食品には存在しません。

⑤✕　機能性表示食品は、届出制の制度であり、受理されることではじめて機能性表示食品として販売することが可能になります。

....

問題 **4**　**解答 ①**

①○　正しい表示例です。

②✕　難消化性デキストリンは「食事から摂取した脂肪の吸収を抑えて排出を増加させるとともに、糖の吸収をおだやかにするため、食後の血中中性脂肪や血糖値の上昇をおだやかにすることが報告されています。さらに、おなかの調子を整えることも報告されています」などが正しい届出表示です。

③✕　ヒアルロン酸 Na は「肌の水分保持に役立ち、乾燥を緩和する機能があることが報告されています」などが正しい届出表示です。

④✕　ルテインは「目の黄斑部の色素量を維持する働きがあり、ブルーライトなど光の刺激からの保護や、コントラスト感度の改善によって、目の調子を整える機能があることが報告されています」などが正しい届出表示です。

⑤✕　GABA は「事務的作業に伴う一時的な精神的ストレスを緩和する機能があることが報告されています」などが正しい届出表示です。

【監修者】
内閣府認可 一般財団法人 職業技能振興会
1948年6月、個人の自立・自活による国内経済の回復を図るため、当時の労働省（現厚生労働省）の認可団体として設立された。現在、社会・経済・労働など多様化する環境の変化に機敏に対応し、社会的ニーズの大きい健康・福祉・介護・教育分野をはじめ、時代に即応した技術者および資格者の養成に事業活動の分野を展開している。

【著者】
ＮＰＯ法人 日本健康食品科学アカデミー
人材育成、情報提供および資格認定等を行い、健康食品を正しく取り扱える従事者の育成、また健康食品を安全に正しく利用できる一般市民の育成を行うことにより、健康食品の正しい普及、および一般市民の健康増進に寄与することを目的として設立された特定非営利活動法人。

改訂版
サプリメントマイスター®検定公式テキスト

2021年3月20日　初版第1刷発行

著　者	日本健康食品科学アカデミー
	©2021 Japan Health-foods Science Academy
発行者	張 士洛
発行所	日本能率協会マネジメントセンター
	〒103-6009　東京都中央区日本橋2-7-1
	東京日本橋タワー
	TEL：03-6362-4339（編集）／FAX：03-3272-8128（編集）
	TEL：03-6362-4558（販売）／FAX：03-3272-8127（販売）
	http://www.jmam.co.jp/

装　丁	吉村朋子
本文デザイン	森田祥子（TYPEFACE）
印刷所	広研印刷株式会社
製本所	ナショナル製本協同組合

ISBN 978-4-8207-2880-1 C2077
落丁・乱丁はおとりかえいたします。
PRINTED IN JAPAN